AF602520

LA NATURE MÉDECIN,

OU

Recueil de divers Discours sur les points les plus intéressans pour ceux qui exercent l'une ou l'autre branche de l'Art de guérir, et non moins utiles à quiconque est dans le cas d'y recourir.

Par le Médecin VANASBROECK,
Praticien à Bruxelles.

A BRUXELLES,
De l'Imprimerie d'Emmanuel FLON, rue de la Putterie.

An Ve. (1796 v. st.)

AVIS DE L'ÉDITEUR.

Cet Essai sera suivi successivement de plusieurs autres dans le même genre, style et langage de l'Auteur, qui est Wallon-Flamand.

L'ensemble produira trois à quatre cents pages d'impression du pareil format.

Voici entretemps les titres respectifs des Dissertations sous presse.

Cinquième Discours.

Des Sectes et des Hypothèses dont fut toujours infectée du plus au moins la vraie méthode de traiter les maux du Genre-humain.

Opinionum commenta delet dies.
Naturæ judicia confirmat.

Cic. de nat. Deor.

Les systêmes fondés sur les opinions n'ont qu'un temps.
Les principes d'après Nature sont immuables et de toute saison.

Sixième Discours.

Du pouvoir, de l'usage et de l'étendue de la transpiration insensible, par rapport à la vie, la santé et les maladies.

Indicio est sensus ipse, quod expirabile ac inspirabile est totum corpus.

Hipp. Epid. lib. VI, Sect. VI.

Le corps vivant est une éponge organisée, qui, entourée du fluide aërien, pompe sans cesse et exhale en tout sens une vapeur subtile.

Septième Discours.

Du triomphe de la fourberie, ou l'étalage des Charlatans et leur généalogie.

Solus. . . Jatros. . . .

Atque in hoc ipso genere, quo quis indoctior, audacior, incogitantiorque, hoc pluris fit etiam apud istos torquatos principes. Atqui medicina, præsertim ut nunc à compluribus exercetur, nihil aliud est quàm assentationis particula, non minùs profectò quàm rhetorica.

Erasmus. Enconium moriæ, pag. 61.

De tous les Arts, c'est la Médecine qui rapporte le plus de profit (1). Cette profession a un très-grand avantage, c'est que plus celui qui la pratique est ignorant, hardi, téméraire, plus il est estimé des grands. J'ajoute que la Médecine, de la manière qu'on l'exerce aujourd'hui, n'est qu'une portion de flatterie; ce qui lui est assurément commun avec la rhétorique.

ERASME, Eloge de la Folie, pag. 75.

HUITIÈME DISCOURS.

Du triomphe de l'erreur, ou la crédulité à l'épreuve, source fortunée du guérisseur.

Mundus vult decipi.
Un chacun veut être guéri à sa fantaisie.

---

(1) Qui modò venisti nostram mendicus in urbem,
Paulùm mutato nomine fis medicus.
Pharmaca das ægroto, aurum tibi porrigit æger,
Tu morbum curas illius, ille tuum.

Quiconque n'a pas le sol et veut faire fortune, n'a qu'à prendre le nom de Médecin et imiter son allure.

AUX MEMBRES

Composant la Société de Médecine, Chirurgie et Pharmacie, établie à Bruxelles, sous la devise : Ægrotantibus.

MM.

Alibert, élève en médecine à l'école de santé de Paris, et membre de la société médicinale d'émulation de la même ville ; à Paris.

Arnaud, chirurgien, accoucheur, etc. ; à Bruxelles.

Armano, botaniste, etc., à Venise.

Baudeloque, l'aîné, professeur à l'école de santé de Paris ; à Paris.

Bayen, pharmacien, membre de l'institut national des sciences et arts, et du conseil de santé ; à Paris.

Becius, docteur en médecine, etc. ; à Nieuport.

Berthollet, docteur en médecine, membre de l'institut national, et des académies des sciences de Londres, Turin, Harlem, Manchester, etc. ; à Paris.

Bicker, docteur en médecine, premier secrétaire de la société batave de philosophie expérimentale, etc. ; à Rotterdam.

Biron, docteur en médecine, secrétaire-médecin du conseil de santé, etc.; à Paris.

Blaincourt, officier de santé de première classe, démonstrateur d'anatomie à l'hôpital de la Félicité; à Bruxelles.

Bolsius, chirurgien pensionné de la ville de Bois-le-Duc, et membre de plusieurs sociétés savantes; à Bois-le-Duc.

Bondt, professeur de botanique, membre de la société des chimistes d'Amsterdam; à Amsterdam.

Bonn, professeur d'anatomie et chirurgie; à Amsterdam.

Bosc, secrétaire de la société d'histoire-naturelle de Paris; à Paris.

Bouillon-la-Grange, ci-devant pharmacien, professeur de chimie au collége de pharmacie, membre du directoire du lycée des arts, etc.; à Paris.

Brahaye, chirurgien-accoucheur; à Namur.

Brera, docteur en philosophie, médecine et chirurgie, membre de l'impériale-royale académie joséphine de médecine et chirurgie de Vienne, etc.; à Pavie.

Brugnatelli, professeur public-ordinaire à l'université de Pavie, et membre de plusieurs académies; à Pavie.

Cadet, maître en pharmacie, ancien apothicaire-major des deux armées en Allemagne et de celle d'Espagne, ci-devant commissaire du roi pour la partie chimique des porcelaines de Sèvre, premier pensionnaire de la ci-devant académie des sciences dans la classe de chimie, membre de l'académie impériale des curieux de la nature, de celle de Lyon et de Toulouse; à Paris.

Carez, père, Pharmacien; à Mons.

Chaptal, professeur de chimie à l'école de santé de Montpellier, membre de l'institut national, et de la société de santé de Paris; à Montpellier.

Chaussier, Professeur de chimie à l'école politechnique, etc.; à Paris.

Coppens, père, pharmacien, chimiste, etc.; à Gand.

Coppens, fils, docteur en médecine, professeur d'anatomie, membre des académies et sociétés de Londres, Edimbourg, Mayence, Liége, etc.; à Gand.

Coremans, docteur en médecine de l'université de Boulogne, praticien à Bruxelles.

Damen, lecteur d'anatomie, chirurgie et de l'art des accouchemens, membre des académies d'Harlem et de Rotterdam; à La Haye.

Dandolo, chimiste, etc.; à Venise.

Darcet, professeur de chimie, membre de plusieurs académies; à Paris.

Dechamps, médecin-praticien; à Namur.

Deckers, docteur en médecine, etc.; à Bois-le-Duc.

Delœul, chirurgien et accoucheur; à Bruxelles.

Deiman, docteur en médecine, membre de la société des chimistes d'Amsterdam; à Amsterdam.

Demachy, pharmacien et démonstrateur d'histoire-naturelle au collége de pharmacie; à Paris.

Demanet, chirurgien-accoucheur; à Gand.

Denis, médecin, etc.; à Namur.

De Roover, pharmacien et chimiste, membre de la société de physique de Bruxelles, *président actuel de la société;* à Bruxelles.

De Rosci, docteur en médecine, médecin de sa sainteté Pie VI, professeur de médecine théorique, etc.; à Rome.

Desessartz, docteur et professeur en médecine, membre de l'institut national de France, etc.; à Paris.

Driessen, docteur et professeur de médecine et pharmacie, etc.; à Groeningue.

Dufresnoy, docteur en médecine et professeur de botanique, médecin de l'hôpital civil, et membre d'un grand nombre d'académies; à Valenciennes.

Deburck, médecin, etc.; à Courtray.

Dumonceau, médecin pensionné de la ville et des hôpitaux civils; à Tournay.

Dumont, chirurgien-accoucheur; à Bruxelles.

Fourcroy, Professeur de chimie, et de l'institut national des sciences et arts de France; à Paris.

Germain, fils, médecin et chirurgien-accoucheur, *trésorier actuel de la société*; à Bruxelles.

Gilibert, docteur et professeur de médecine, membre de plusieurs académies; à Lyon.

Girtanner, docteur en médecine et chirurgie, membre des académies d'Edimbourg, Londres, Manchester, Gottingue, etc.; à Gottingue.

Gmelin, docteur en philosophie et médecine, professeur de chimie et des académies de Pétersbourg, Erfurt, Zurich, etc.; à Gottingue.

Gœttling, professeur, etc.; à Jena.

Gossaert, pharmacien; à Mons.

Gren, professeur public-ordinaire à l'université de Halle, des académies de Berlin, Erfurt, Francfort, Leipzig, Halle, etc.; à Halle, en Saxe.

Guyton-Morveau, professeur de chimie,

membre de l'institut national de France ; à Paris.

Hallé, professeur à l'école de santé de Paris, membre de l'institut national, etc. ; à Paris.

Hassenfratz, instituteur de physique à l'école politechnique ; à Paris.

Heilbron, docteur en médecine, membre de l'académie de Rotterdam, etc. ; à La Haye.

Hermbstædt, conseiller de santé du roi de Prusse, professeur de médecine, pharmacien de la cour, des académies de Copenhague, Mayence, Francfort, Potsdam, Berlin, Halle, Jena, etc. ; à Berlin.

Heurteloupe, membre du conseil de santé ; à Paris.

Hildebrandt, professeur de médecine à l'université d'Erlangue ; à Erlangue.

Joffroy, médecin ; à Malines.

Jubert, médecin de l'hôpital civil ; à Nivelles.

Juliaans, père, pharmacien ; à Utrecht.

Kok, docteur en médecine, ci-devant professeur d'anatomie, phisiologie et de l'art des accouchemens, médecin pensionné de la ville d'Anvers, ancien professeur royal de médecine clinique à l'université de

Louvain, membre de l'académie hollandaise des sciences d'Harlem, de la société littéraire de Dunkerque, de la société philomatique, et de celle de santé de Paris, de celle des médecins de Lyon, etc., *secrétaire flamand de la société*; à Bruxelles.

Lametherie, docteur en médecine, des académies de Dijon, de Mayence, Berlin, Lausanne, Edimbourg, etc.; à Paris.

Lassus, professeur à l'école de santé de Paris et membre de l'institut national de France; à Paris.

Lauwerenburg, pharmacien et membre de la société des chimistes; à Amsterdam.

Lestiboudois, professeur de botanique, etc.; à Lille.

Leveillé, officier de santé à l'hôtel-dieu de Paris, membre des sociétés philomatique et d'histoire-naturelle de la même ville; à Paris.

Lorentz, médecin en chef de l'armée du Rhin et Moselle; à Strasbourg.

Martin, chirurgien-major, bibliothécaire de la société des médecins de Lyon, etc.; à Lyon.

Matthey, médecin, professeur de chirurgie et membre de plusieurs académies; à Anvers.

Maurice, docteur en médecine, etc.; à Paris.

Millin, professeur et conservateur à la bibliothèque nationale, etc.; à Paris.

Minar, pharmacien; à Mons.

Noël, chirurgien en chef de l'hôpital militaire, etc.; à Dunkerque.

Paets van Troostwyk, membre de la société des chymistes d'Amsterdam; à Amsterdam.

Parat, docteur en médecine et de la société des médecins de Lyon; à Lyon.

Parmentier, membre de l'institut national de France, à Paris.

Pelletier, pharmacien, membre du conseil de santé et de l'institut national de France; à Paris.

Petit, chirurgien en chef de l'hospice de l'humanité, membre de la société des médecins de Lyon; à Lyon.

Pinel, docteur en médecine, etc.; à Paris.

Portal, membre de l'institut national, etc.; à Paris.

Portiez (de l'Oise), représentant du peuple français; à Paris.

Reil, docteur et professeur de médecine-pratique, membre de plusieurs académies; à Halle, en Saxe.

Reinwardt, *l'aîné*, pharmacien et chimiste, membre de la société philomatique de Paris, etc.; à Amsterdam.

Reinwardt, *le cadet*, membre de la société d'histoire-naturelle de Bruxelles; à Amsterdam.

Roberjot, représentant du peuple français, et de la ci-devant société d'agriculture de Paris; à Paris.

Rocquette, docteur en médecine et philosophie, lecteur d'anatomie, chirurgie et de l'art des accouchemens, membre de la société de chirurgie d'Amsterdam, et de celle des sciences de Flessingue, etc.; à Harlem.

Roucel, chirurgien-accoucheur et membre de la société d'histoire-naturelle de Bruxelles; à Alost.

Rouppe, docteur en médecine, lecteur de chimie et pharmacie, membre de la société des sciences d'Harlem, de la société batave de philosophie expérimentale de Rotterdam; à Rotterdam.

Ruffin, membre du conseil de santé; à Paris.

Rumpel, docteur en médecine, ex-chirurgien-major au service des états de Hollande, ci-devant lecteur de chimie, pharmacie et botanique à Alckmaar, membre de la société de physique et de celle d'histoire-naturelle de Bruxelles, etc.; à Bruxelles.

Sage, professeur à l'école des mines, etc.; à Paris.

Saucerotte, ex-chirurgien en chef de l'armée de Sambre et Meuse, membre du conseil de santé, et de l'institut national; à Luneville.

Scherer, professeur de chimie à l'université de Jena, secrétaire de la société d'histoire-naturelle de la même ville, des académies de Pétersbourg, Mayence, Erfurt, Gottingue, etc.; à Jena.

Seguin, membre de l'institut national des sciences et arts de France; à Sèvre près Paris.

Senné, fils, docteur en médecine, ex-médecin de l'armée du Nord, etc.; à Marennes.

Senné, père, docteur en médecine, etc.; à Marennes.

Sisco, professeur-public de chirurgie et chirurgien de l'hospice de Saint-Jacques, dit des incurables; à Rome.

Styger, membre de la société de Batavie, de la société d'Utrecht, de celle de chirurgie d'Amsterdam; à Amsterdam.

Suë

Suë, docteur en médecine, professeur d'anatomie et médecine, etc. ; à Paris.

Thomassin-à-Thuessinck, docteur et professeur en médecine à l'université de Groeningue, etc. ; à Groeningue.

Thouret, directeur et professeur de l'école de santé de Paris ; à Paris.

Tieboel, docteur en médecine, etc. ; à Amsterdam.

Tonnelier, médecin ; à Tournay.

Trommsdorff, pharmacien, professeur de chimie, membre d'un grand nombre d'académies ; à Erfurt.

Van Baveghem, docteur en médecine et chirurgie, etc. ; à Baesroden.

Van Epenhuysen, chirurgien-accoucheur, membre de plusieurs sociétés savantes ; à Dordrecht.

Van Leempoel, docteur et professeur en médecine de l'université de Louvain, médecin du corps de son altesse royale l'archiduc Charles d'Autriche, membre de la société batave de philosophie expérimentale ; à Wisbaden.

Van Mons, pharmacien, membre de l'institut national des sciences et arts de France, agent des arts, sciences et mines de la république dans les pays conquis et réunis, de la société de physique d'Alckmaar, de celles d'histoire-naturelle, philomatique, de santé, et du lycée des arts de Paris, de la société de physique et de celle d'histoire-naturelle de Bruxelles, de celle des médecins de Lyon, correspondant du conseil des arts et manufactures de la république française, *secrétaire français de la société*; à Bruxelles.

Van Noorden, docteur en médecine, etc.; à Rotterdam.

Van Solingen, docteur en philosophie et médecine, lecteur de l'art des accouchemens, membre de la société de chirurgie d'Amsterdam, de celle des sciences de Flessingue; à Middelbourg.

Van Stichel, médecin, membre de la société de physique de Bruxelles, etc.; à Bruxelles.

Van Wy, professeur d'anatomie, chirurgie, etc., membre de l'académie des sciences d'Harlem, etc.; à Arnhem.

Verberckmoes, médecin; à Termonde.

Vergez, ancien chirurgien de première classe des armées de la république française et secrétaire-chirurgien du conseil de santé; à Paris.

Vermeulen, médecin, etc.; à Bruges.

Verschraegen, *l'aîné*, chirurgien juré et pensionné de la ville; à Gand.

Verster, chirurgien; à Bois-le-Duc.

Villars de Toulouse, membre du conseil de santé, etc.; à Paris.

Von Crell, conseiller des mines, professeur ordinaire de médecine et philosophie, des académies de Pétersbourg, Londres, Berlin, Francfort, Stokholm, Upsal, Edimbourg, Dublin, Coppenhague, Dijon, Orléans, Lyon, Liena, Erfurt, Manheim, Burghausen et Harlem, des sociétés de médecine de Coppenhague et de Paris, de celles d'histoire-naturelle de Paris, Halle, Dantzig, Genève, Manchester, Gottingue, de la société économique de Pétersbourg, de celle d'agriculture de Philadelphie, de la ci-devant académie de Paris, de celle de Gottingue et de Turin, etc. etc.; à Helmstadt.

Wauters, médecin, etc., à Wetteren. Présentement établi à Gand.

Westrumb, pharmacien, commissaire des mines, etc.; à Hameln.

Willemet, professeur de botanique, etc.; à Nancy.

MM. et chers Confrères,

L'Établissement de cette Association (1) me fit naître l'envie de reviser les Observations qu'une pratique de trente ans m'a mis à portée de noter sur différens objets de la Médecine.

Désigné par le scrutin pour en ouvrir la première séance, je trouvai mon thème dans la circonstance même.

J'entrepris de remplir ma tâche par le premier discours du cahier que voici, et qui, sous certain rapport, vous appartient tout entier.

Aujourd'hui que je destine cet Essai à servir de préambule à d'autres, que je me propose de publier, j'ai cru qu'il ne pourrait paraître sous un meilleur augure qu'en vous le dédiant.

C'est d'après votre acceptation que j'ai l'honneur de vous en faire hommage, ne serait-il que le présage des Actes que la Société ne tardera pas de mettre au jour.

J. F. Vanasbroeck.

---

(1) MM. [illegible]el, Ko[illegible] et Van Mons, projettèrent les premiers de former cette réunion, et adressèrent une Circulaire à cette fin aux personnes de l'art de la susdite ville.

Depuis la rédaction de cette Dédicace, la Société a eu le malheur de perdre trois de ses membres, MM. Van Leempoel, Matthey et Bondt.

LA NATURE MÉDECIN.

PREMIER DISCOURS

Prononcé par le médecin VANASBROECK, *en qualité de président, lors de l'ouverture de la première séance de la Société de Médecine, Chirurgie et Pharmacie de Bruxelles, tenue le 9 Vendémiaire, an 4e., 30 Septembre 1795 (v. s.).*

Concordiâ res parvae crescunt.
L'union fait la force.

MM. ET CHERS CONFRÈRES,

L'INTÉRÊT, le besoin et le plaisir rapprochèrent de tous temps les hommes, comme l'appât du savoir rassembla les philosophes, et quiconque voulut s'instruire. Un motif non moins intéressant, MM., nous réunit en ce jour. Le desir d'être utiles à ses semblables, et la compassion qu'inspire l'humanité souffrante, va donner naissance à notre Société. Sa devise *Ægrotantibus* l'annonce (1) : ses travaux le confirmeront par la suite.

Flatté, non-seulement d'en présider la première Assemblée, mais, comme un autre Academus (2), jaloux de l'honneur de la posséder sous mon toit (3), je lui observerai que les Sociétés littéraires sont le plus souvent fameuses par la puissance du fondateur et la somptuosité de l'établissement, qu'elles sont également soutenues par les priviléges et les pensions que donne l'institut; mais que la nôtre, née sans lustre et sans appui, n'aura pour apanage que l'union et le zèle laborieux des membres qui la composeront, et que ce sera vraisemblablement son unique ressource.

J'ose cependant avancer qu'un avantage peu commun la secondera dans ses délibérations, où interviendront le médecin clinique (4), le chirurgien lettré et le pharmacien chimiste. Chacun d'eux pourra, d'après l'expérience spéciale qu'il aura acquise dans la partie qu'il cultive, concourir avec candeur et loyauté au bien-être du tout.

---

(1) Aux malades.

(2) Les gens de lettres savent que le grec Academus possédait, dans un des faubourgs d'Athènes, une maison qu'il céda comme un gymnase à Platon et ses sectateurs, pour y philosopher; d'où les assemblées littéraires, et les lieux de leurs délibérations, retinrent le nom d'*académie*.

(3) La Société se réunit chez le médecin Vanasbroeck, en attendant un emplacement convenable, selon les circonstances.

(4) Praticien.

Hé! qui sait si cette méthode ne fera pas époque en médecine (1) ?

Il n'est que trop connu par quelle mésintelligence, depuis des siècles, furent désunies ces différentes classes d'une science, la plus nécessaire au genre humain, comme la plus digne de l'attention d'un philosophe, et combien d'obstacles en sont suivis et s'ensuivent journalièrement, tant aux progrès de l'art, qu'au soulagement de ceux nécessités à y recourir.

Personne de vous, MM., n'ignore les disputes qui divisèrent long-temps les médecins et les chirurgiens de Paris, au sujet de *la robe* et du *bonnet carré*, dont la Faculté vouloit priver, dans le temps, des personnes instruites et habiles : quoique cet affublement, ce costume gothique, n'ajoutât rien à la science, le mépris caché sous ce refus, à des chirurgiens experts et éclairés, de la part des docteurs, n'en était pas moins révoltant. C'était au facétieux Molière de les faire paraître sur la scène, pour les corriger ; ce qu'il fit ingénieusement, et de plus d'une manière.

Il n'est pas moins vrai que le discours prononcé par le célèbre Brambilla (2), lors de l'institution

(1) On ne croit pas qu'il existe jusqu'ici une Société composée de trois branches de l'art de guérir.

(2) Le cas que le grand Joseph faisait de son chirurgien, et le peu de confiance qu'il avait dans les médecins, donna vraisemblablement de l'appui à cette dissertation : on dit que ce fut par vengeance du protégé du monarque contre la Faculté, qui dans le temps l'avait beaucoup tracassé. Si cela est vrai, les hommes sont par-tout les mêmes, j'entends, dominés par l'esprit de parti.

de l'Académie Joséphine de chirurgie-médecine à Vienne, statuant la prééminence de la chirurgie sur la médecine proprement dite, approche un peu de la chicane du *bonnet carré*, en sens inverse ; sinon qu'on voulusse le prendre pour un jeu de mots ; car tout homme impartial dira que *chirurgien-médecin* et *médecin chirurgien* sont synonymes.

Il eût mieux valu que ce maître, ayant l'occasion de parler d'un objet aussi important, en face d'un monarque philosophe, et en présence d'un auditoire non moins savant que nombreux, eût eu la loyauté de trancher le nœud gordien, en démontrant de bonne-foi que la médecine, sans connaissance de l'anatomie et de la chirurgie, au moins théorique, et sur-tout la chirurgie proprement dite, sans les principes de la pratique des maladies, qu'on appelle internes, sont deux modes de l'art de guérir bien défectueux, non moins dangereux, et toujours sujets au conflit de juridiction. Car, qui fixera la ligne de démarcation (1) du traitement appartenant à l'une ou l'autre de ces deux notions ?

On voit tous les jours qu'on appelle un chirurgien lorsqu'il s'agirait d'un médecin, et *vice versâ* ; et par ce *quiproquo*, qu'ignore le public, le patient souffre par le retard, demeure exposé

(1) L'antique réglement du collége de médecine de Bruxelles, dit que le médecin traitera seulement les maladies internes, et le chirurgien les externes, sous peine d'être amendés : il suppose que l'intérieur et l'extérieur d'un corps vivant ne fait pas un même tout.

aux suites funestes d'une indication mal prise, et à coup sûr doit supporter une double dépense.

Il eût été à desirer, dis-je, que ce chirurgien, appuyé de la puissance de son maître, chef de l'Empire, eût fait décider à toujours, que dorénavant aucun candidat ne pourrait aspirer à la licence de pratiquer, ni la médecine ni la chirurgie, qu'après un examen rigoureux sur toutes les parties de l'art de guérir, et la preuve non équivoque de sa capacité sur ces objets; tellement qu'on l'a observé à Bruxelles à l'Institut Joséphique, et dans certaines Académies.

Ou mieux encore, selon le projet qu'on donna naguères en France, il conviendrait de limiter, qu'aucun grade ne s'accorderait, touchant l'art de guérir, que sous les dénominations de *médecin* et de *pharmacien*. En quel cas, celui qui serait né avec ce génie, présent absolu de la nature, par lequel l'esprit en saisit avec facilité tous les rapports, s'adonnerait, selon son goût, à l'observation et au traitement particulier des maladies proprement dites.

Un autre plus disposé à acquérir la dextérité du manuel, s'exercerait en ce genre, et s'occuperait de préférence des opérations; et tous deux, revêtus du même caractère, seraient mieux considérés, et à même de remplir leur devoir en toute occurrence. Le jugement observateur de l'un, et la dextérité de l'autre, dans les différens cas, feraient toute la différence; on s'accorderait, et on ne disputerait plus, comme aujourd'hui, sur les préséances.

Le chirurgien adroit, l'accoucheur habile ne perdraient plus de leur mérite par l'acception spéciale du nom. Le lithotomiste (1), l'oculiste même, ne seraient plus confondus avec le charlatan.

Le chirurgien lettré ne serait plus assujetti à se faire flétrir par l'admission au privilége de la barbeterie (2) : non parce que ce métier est du ressort du perruquier, mais sur-tout par les abus qui en résultent à l'égard des élèves, qui, au lieu d'étudier la partie qu'ils ont entreprise, courent les rues du matin au soir pour raser. C'est à quoi ils sont obligés chez toutes les veuves et la plupart des maîtres, tandis qu'ils font leurs apprentissages; aussi n'est-il pas difficile de reconnaître les gagnans-maîtrise sortis d'une pareille école.

Le pharmacien gradué, également riche des connaissances en physique expérimentale et l'histoire-naturelle, versé en chymie, familier en botanique, serait respectable et distingué de la classe des marchands droguistes, et le nom d'apothicaire ne servirait plus de refrain aux farces des Pocquelins (3).

Quoi qu'en dise Hippocrate par le premier de ses aphorismes, *ars longa, vita brevis*, que l'âge de l'homme ne suffit pas à s'instruire et à pouvoir acquérir les capacités d'exercer toutes les bran-

(1) L'expert à tailler la pierre.

(2) Dans plusieurs provinces en France, et presque partout aux Pays Bas et en Hollande, le chirurgien est frater, et son nom est barbier.

(3) Molière.

ches de l'art de guérir, ce ne fut pas moins une fatalité qui causa bien des maux au genre humain, qu'on sépara nommément la chirurgie de la médecine pratique, qu'en conséquence il y eût des temps où la plupart des médecins négligèrent l'anatomie, en s'attachant aux vaines spéculations systématiques.

Les chirurgiens de leur côté, appuyés de la dissection et des opérations purement mécaniques, sans posséder les sciences préliminaires, voulurent traiter toutes les maladies, sous prétexte de connaître les plis et replis du cadavre.

Un troisième s'appropria les préparations des médicamens, et sans autre notion, fit croire au vulgaire que lui seul possédait les antidotes à tous les maux, et les débita impunément à tort et à travers.

Le chimiste par excellence voulut tout expliquer par le degré du feu, et guérir toutes les infirmités en proportion du calibre de son creuset : il tint long-temps la prépondérance, et paraît en ce jour faire de nouveaux efforts pour s'attirer la chance.

La santé des individus, dans les états policés, étant confiée au corps de médecine, est peut-être la partie du gouvernement qui doit le plus intéresser la société, quoiqu'on y fasse si peu d'attention : si ceux, cependant admis ou non, capables ou ignorans, qui se chargent d'en administrer les diverses branches, par surcroît de malheur, se contrecarrent au lieu de s'entendre, pareille institution devient meurtrière, bien loin de contribuer à la conservation de l'espèce.

Il arrive alors ce qu'on observe dans le gouvernement civil : quand, par une tendance naturelle qu'a l'homme de prendre le pas sur son semblable, il s'approprie le pouvoir, qui n'est point de sa compétence, l'harmonie cesse ; l'un commande ce que l'autre défend ; la confusion s'y met, et s'ensuit nécessairement la chûte du corps social. C'est la marche abusive qu'on voit tenir journalièrement en médecine ; mais je me réserve d'en parler plus spécialement ailleurs.

En attendant que la loi détermine l'organisation la mieux convenable du corps médical, rassemblons-nous, MM., avec un même esprit ; qu'un chacun paie son tribut à la Société, soit en théorie, soit en pratique ; tel qu'il soit, il aura son prix, pourvu qu'on le dirige vers le même but, qui est d'aider ses semblables, sans prévention et avec toute la sincérité qu'exige une pareille entreprise.

Si notre Assemblée inspire peu de considération par sa naissance fortuite et le petit nombre de ses membres, redoublons d'activité : nous avons du moins pour nous la réunion des classes, et ce n'est pas un petit avantage : il est vrai que le grand secret est de pouvoir contenir la famille sous un même point de vue : *hic labor, hoc opus.*

Bannissons les systêmes, afin de fermer la bouche aux demi-savans, qui apostrophent la médecine d'art conjectural ; répétant avec ironie, que, sur le même objet déterminé, Hippocrate dit *oui* et Galien dit *non* (1).

L'art de guérir ne doit pas être prôné pour se faire goûter : tout homme n'en sent que trop la nécessité; le point essentiel est d'en rendre la pratique assurée. L'instruction principale dépend de l'observation duement avérée, comparée et appliquée selon la saine raison, et confirmée par l'expérience de celui qui en a le talent.

Que cet objet fasse la base de nos discussions, peu importe si le froid de la narration ne soit pas du goût de ceux qui ne s'enivrent que du merveilleux.

Prenons garde cependant de ne pas trop accumuler les faits, ils sont déja tellement entassés les uns sur les autres, dans de gros volumes, qu'on ne s'y retrouve pas. C'est de leurs rapports exacts et biens comparés que dépend leur bonté, et non dans le grand nombre des récits isolés, que le moins habile peut raconter.

Démasquons les préjugés ; entourons la nature : tâchons d'en pénétrer les secrets; examinons-là scrupuleusement sous ses différens âges, comme dans les divers degrés de ses souffrances et de ses écarts.

Ne craignons pas de mettre les abus dans leur plein jour : l'honneur de l'art l'exige; le bien de l'humanité le commande : prouvons à l'incrédule combien grandes sont les ressources de la médecine lorsqu'elle est bien administrée; montrons aux bons croyans le moyen de bien placer leur confiance. Voilà la tâche qu'il nous

(1) Clerc. Histoire de l'homme malade, page 8.

importe de remplir, et nos travaux ne seront pas du ressort seul de ceux qui professent ou pratiquent l'une ou l'autre branche de cette science, mais de qui que ce soit qui a sa santé à cœur.

Imitons les peintres, qui ne jalousent jamais le pinceau de leurs confrères pour le corriger; ils le respectent dans le dessein même d'un atome, dès que la copie est d'après l'original. Hé! le vrai médecin ne doit-il pas pouvoir peindre la nature en santé et en maladie?

Respectons-nous mutuellement, si nous voulons concilier de la vénération à la science et de l'estime à ceux qui la mettent en pratique; faisons taire l'envie, et que le proverbe, aussi ancien que flétrissant, *medicus medico lupus* (1), soit démenti de notre temps.

Suivons le précepte du père de la médecine, Hippocrate (2): que l'honnêteté et l'affabilité règnent entre les gens de l'art.

N'affectons pas la morgue d'un docteur, ni par parole ni par l'ajustement; n'empruntons dans aucun cas la flatterie ni la jactance du charlatan et encore moins la contenance rêveuse

---

(1) Celse, l'Hippocrate des latins, vivait au premier siècle de l'ère vulgaire, et remarqua, de son temps, que les médecins entr'eux étaient des loups : cette mode, quoique des plus ancienne, n'est pas encore passée.

(2) *Hipp. de decenti habitu, cap. 1, 2, 3, oportet medicum esse non verbo, sed opere.*

Sit medicus doctus, prudens, sedulus, urbanus, vestitu decenti et frugalitate ornatus.

du pédant, et les comédiens n'auront jamais plus l'envie de tourner en ridicule ni l'art ni l'artiste.

Si l'entreprise surpasse nos efforts, comme il est à présumer, le public daignera apprécier nos vues : elles sont exemptes de vanité, quelqu'interprétation qu'on voulût donner à nos intentions.

Si, dis-je, les productions de notre Société naissante ne réunissent pas les suffrages des curieux, à qui il faut du piquant et du nouveau, on peut savoir qu'elle ne forme aucune prétention, convaincue de la vérité de l'axiome, *non ex omni ligno fit mercurius* (1).

Si d'autres, intolérans de profession, demandent, sans parler, pourquoi cette Société ? La réponse est simple : ils peuvent en épier toutes les démarches ; elle espère qu'on la trouvera toujours occupée du même objet que porte sa dévise : *Ægrotantibus*. Elle déclare d'avance, qu'elle met son espoir dans le temps et l'activité de ses membres siégeans et associés ; qu'elle n'aspire à aucun prix ; satisfaite si, un jour, elle peut servir de modèle à ceux qui seront tentés de mieux faire.

Tempore, industriâ et labore
res parvae crescunt.

Le temps vient à bout de tout.

---

(1) Bien faire et plaire n'est pas un don ordinaire.

DEUXIÈME DISCOURS

Lu en séance de la Société de Médecine, Chirurgie et Pharmacie de Bruxelles, tenue le 23 Vendémiaire, an 4e., 14 Octobre 1795 (v. s.).

> *Natura morborum medicatrix : medicus naturæ minister.*
>
> La nature opère les guérisons ; le vrai médecin l'observe et la seconde, l'excite ou la modère, et ne fait qu'en diriger les opérations.

MM. ET CHERS CONFRÈRES,

LA vérité de cette sentence est incontestable : axiome qui fut la base de la médecine des anciens, sur-tout de l'école d'Hippocrate, et de tous ceux qui suivirent depuis les traces de cet homme divin, comme il doit être le principe fondamental de la pratique journalière, et d'une méthode quelconque de traiter les maux du genre humain.

J'ai tenté de prouver, par mon Discours précédent, qu'il importait que la discipline du corps médical restreignît les grades en l'art de guérir aux seules dénominations de *médecin* et de *pharmacien*.

Le *medicus naturae minister*, repris au texte ci-dessus, doit donc s'entendre de celui qui, examiné scrupuleusement sur toutes les branches de la médecine, a été trouvé capable et a obtenu la licence de pratiquer, et qui, sous ce caractère, vient au secours de son semblable, se plaignant d'une manière quelconque.

Le mot NATURE a plusieurs significations, dans la bouche même du philosophe : son acception grammaticale la plus étendue désigne l'ENSEMBLE DE L'UNIVERS, qui fixe notre attention ; c'est-à-dire, la matière entière, dont les mouvemens divers frappent nos sens en proportion que se développent nos organes.

On voit que l'individu, placé au milieu de ce qui l'entoure, paraît du plus au moins imbécille ou inepte, qu'il est près de sa naissance, ou que son organisme est circonscrit : fur et à mesure qu'il avance en âge, ou que son état d'être est susceptible de perfection, on lui prête des connaissances. Aussi long-temps qu'il est isolé, ou que ses rapports limités entre lui et les objets, qui stimulent ses sensations, sont muets, en tel âge qu'il fût, et quel que soit l'ordre auquel il appartient, on lui conteste le jugement : on l'apostrophe même de *sauvage*. Aussi-tôt qu'il devient habile à communiquer et comparer ce qu'il sent à ses semblables déja civilisés, on lui accorde de la raison, et d'autant plus d'esprit que ses organes se déploient par l'exercice que lui commandent ses liaisons, et que l'expérience répétée lui apprend.

L'homme donc est raisonnable, parce qu'il a par son essence l'aptitude de devenir sociable; c'est-à-dire, de sentir, de penser, d'agir et de se communiquer par signes et langages.

La Nature jusqu'à ce point est, pour l'homme, le mouvement de masse qui choque sa partie physique, et le mouvement de réflexion qui constitue son état moral.

Le physicien, proprement dit, apperçoit la Nature sous un autre point de vue, qui est son mouvement interne et caché, et qui dépend de l'énergie propre de tel ou tel corps (1). C'est le principe actif, la cause efficiente du mouvement dans les corps organisés.

Les physiologistes (2) sont convaincus que l'animal renferme un principe de vie et de mouvement qu'ils appellent *irritabilité* (3), qui est la propriété de la fibre animée, qui augmente ses efforts en raison des résistances; et la somme de toutes ces parties, organisées dans un tout, s'appelle NATURE par ceux qui s'occupent à étudier l'animal vivant.

C'est la même dans le langage des anciens médecins, et qu'Hippocrate caractérisa d'*impetum faciens* (4). C'est l'*animalité* des philosophes, l'*archée* de van Helmont, l'*ame conservatrice*

---

(1) Clerc. Histoire de l'homme malade, tom. 1, p. 55.
(2) Ceux qui s'appliquent à l'étude de l'économie animale.
(3) Voyez Haller, Fabre et bien d'autres.
(4) Principe du mouvement.

de Sthal et de Boissier de Sauvages, le *solidum vivum* (1) de Baglive et de Gaubius, et l'*organisme* de Debordeu.

C'est chez le malade, dont il est ici question, ce qu'on nomme en pratique *chaleur naturelle, forces vitales*, et que le célèbre Gaubius (2) exprime par cette phrase : *Luctans cum morbis natura* : c'est l'économie animale souffrante, comme *être sensible et irritable* : en un mot, c'est la boussole du médecin et le point principal sur lequel il doit appuyer sa doctrine.

La naissance, la santé, les maladies et la mort forment l'espace de l'existence humaine; celles-là sont les jouissances, celles-ci sont les peines; et ce n'est que par la connaissance des causes et des phénomènes des premières qu'on peut se former une juste idée de l'état fréquent de l'une et de la fatale nécessité de l'autre des deux dernières (3).

Ut curvi norma rectum, ita morbi sanitas; et qui servare sanos novit, bona parte eorum, quae ad tractandos aegros pertinent, instructus est (4).

On conçoit assez ce que signifie la santé, et celui qui se porte bien le sent encore mieux; mais pour la diriger et la pouvoir rétablir,

(1) La fibre vivante.

(2) La nature aux prises avec la maladie. Path. p. 7.

(3) Fabre, phys. tom. 2, p. 1.

(4) Gaub. Path. p. 7. Le diamètre est au cercle, comme la santé à la maladie : celui qui peut donner des règles sur la santé est à même de traiter en grande partie ses dérangemens.

On

lorsqu'elle est dérangée, il importe d'en savoir davantage.

L'homme, planté au milieu de l'univers, est un composé de différens organes, dont l'ensemble symmétrique se soutient et se détruit par les mêmes causes qui l'ont fait naître, qui sont le mouvement et le sentiment. L'équilibre du mouvement et la régularité du sentiment entre les parties de l'économie animale (1) constituent *l'état de santé*; cet équilibre rompu est *l'état de maladie*; la cessation du mouvement et conséquemment du sentiment, c'est la *mort*.

Il est évident qu'une *telle machine*, mue sans cesse, doit à chaque instant, et par le même principe de son existence, tendre à sa destruction, et périrait, si, par les lois mêmes de son organisation, elle n'avait la puissance de se conserver; oui, de se reproduire toute entière dans un temps donné, jusqu'à ce que cette force un jour l'use, et la porte à sa fin nécessaire en s'éteignant elle-même. *Vivendo morimur*. Tout ce qui a vie a mort.

Nous ajouterons en passant que les moyens qu'a l'animal d'entretenir le mouvement qui le tient en vie, sont de différens genres, et souvent opposés l'un à l'autre; ce qui fait l'admiration de quiconque en approfondit l'étude, et l'étonnement de celui qui le conçoit, jusqu'à douter comment il puisse jouir un instant de sa santé.

(1) L'assemblage de toutes les parties d'un tout vivant.

Une plus grande explication sur tout ceci est hors de notre plan, et du ressort de l'anatomie et de la physiologie, dans quelles parties on doit supposer être versé celui qui se présente pour pratiquer.

Quatre figurans, sauf l'expression, paraissent sur la scène toute fois que l'homme malade ou souffrant d'une sensation quelconque, est le sujet de la pièce ; savoir : la nature, la maladie, le médecin et l'art (1).

Les deux premiers (1) sont les combattans : *luctans cum morbis natura.*

Le troisième (1) est le témoin qualifié, qui, par sa sagacité, doit être à même de saisir tous les mouvemens des acteurs, et de prévoir l'issue de l'action.

Le dernier (1) est l'art en réserve.

La maladie (1) est l'*effet nécessaire* de la nature *agissante* sur un corps dont un ou plusieurs organes sont en souffrance, mettant en jeu ses forces, en proportion de la qualité nuisible et irritante de l'hétérogène qui en a troublé l'harmonie ; ou la *suite inévitable* de la nature *languissante* dans un individu dont les fonctions sont du plus au moins altérées ; *énervée* en raison du principe délétère, qui l'a frappée ; ou *impuissante* par la quantité et la durée de ses affections.

La nature (1) donc a le premier emploi dans la cure des maux : lorsqu'elle se suffit à elle-

(1) Clerc. Histoire de l'homme malade, pag. 12, 13, 14.

même, le médecin doit la respecter, l'observer et la seconder. Si elle est en défaut, comme dans la plupart des maladies chroniques (1), il faut la relever, l'exciter même.

Si ce principe actif est trop pétulant, *impetum faciens*, comme dans les spasmes et les pyrexies (2), il doit être calmé, modéré, réprimé.

C'est dans cette juste modération que consiste tout le secret de la guérison des maladies aiguës et même de celles de longue durée.

In debitum febris moderamen dirigatur omnis medela (3).

L'art, en pareils cas, fournit dans l'une comme dans l'autre circonstance du secours au ministre, sans lesquels succomberait la nature.

Le vrai médecin doit être constamment occupé et fixé à l'histoire et aux modifications de l'état de santé et de l'état de maladie : ayant toujours devant les yeux l'individu vivant et l'animal entier : calculant, par les fonctions plus ou moins lésées, quelles sont les forces restantes : déduisant la cause du mal par les signes caractéristiques, que l'observation fidelle lui aura appris : comparant ce qu'il sait, ce qu'il a vu, au tableau qui se présente ; et formant par un jugement net, dépouillé de tout préjugé, l'indication qu'il lui importe de suivre.

---

(1) Maladies de longue durée.

(2) Maladies fébriles.

(3) Sydenham. Tout traitement doit être dirigé à graduer la fièvre dans un juste milieu.

Ces principes donc qui, aux yeux de certaines personnes, paraîtraient exclure quelquefois le médecin d'auprès du malade, démontrent, au contraire, que sa présence y est toujours nécessaire, même comme simple spectateur ; vu que c'est à lui à déterminer le moment que la nature doit être secourue ; et c'est souvent à ce point décisif qu'on connaît le tact du praticien. Exemple dans les maladies aiguës, lorsque, par une saignée (1), un vomitif à propos, un purgatif indiqué et bien administré (2) à l'imitation de grands maîtres, coupe le mal dans son origine, tandis que cet instant précieux ignoré ou négligé est une perte irréparable : *tempus praeceps, vel occasio celeris*, dit le premier aphorisme du père de la médecine (3).

L'homme de l'art d'ailleurs doit régler tout ce qui concerne le patient : il faut qu'il désigne la qualité d'air et le régime de vivre qui lui convient, et les soins dont il a besoin ; il doit expliquer à ceux qui l'entourent ce qui est

---

(1) M. Maccopé, professeur à Padoue, appelé en consultation dans un cas urgent, où la saignée devait décider en bien ou en mal : pendant qu'on disputait, occupé tout entier du malade, dont il touchait le pouls, dit à ses confrères : saignons, nous disputerons après. La saignée se fit, et le malade fut sauvé. Clerc. Hist. de l'homme malade, tome I, pag. 299.

(2) *Quae educere oportet, quò maximè vergunt, eò ducito per loca convenientia.* Voyez par où la nature veut se décharger, et secondez là. *Hipp. Aphor. 21, Sect. 1.*

(3) Profitez de l'occasion ; une fois passée, elle ne revient plus.

avantageux ou nuisible au malade; il doit le rassurer sur son état par une prudente franchise, en lui faisant entendre par un langage à sa portée le caractère de ses souffrances, et lui montrer les moyens qu'il a pour l'aider : et, dans les cas incurables, l'humanité exige qu'il lui fasse envisager quelqu'espoir, sans jamais lui découvrir sa fatalité, ni le désoler par le froid du silence, ni le geste inconsidéré de l'imprudence; se ressouvenant toujours que l'esprit consolateur est une de ses qualités requise.

S'il s'agit d'une opération ou d'un accouchement, c'est encore au ministre de la nature à bien indiquer le quart-d'heure pour la manœuvre : en un mot, le conseil doit précéder en tout temps le secours quelconque.

L'office de l'art (1) par conséquent ne consiste qu'à donner à propos et dans une quantité convenable des remèdes, que la nature puisse mettre en œuvre; ou de lui subministrer tout autre moyen pour la secourir, d'après le jugement de l'homme qualifié et expérimenté.

(1) De combien de capacités et de qualités (1) ne doit pas être doué le médecin pour remplir ses devoirs? aussi c'est pour l'homme de bien la plus cruelle des professions. *Honor medici servitus* (2).

La médecine ne récuse pas seulement les igno-

---

(1) Clerc. Histoire-naturelle de l'homme malade, p. 15, *et plurib. locis.*

(2) L'esclavage est du médecin l'apanage.

rans, elle n'adopte pas même les paresseux, quoiqu'instruits.

Il ne suffit pas, pour exercer cet art, de connaître le mécanisme du corps humain, tant bien que mal portant : il est vrai que la nomenclature des maux, leurs divisions, leurs causes, leurs signes, les remèdes et leurs effets, ainsi que la dextérité du manuel comprennent la science ; mais le médecin le plus docte sur tous ces points, doit pouvoir les réduire en principes au lit du malade, et les appliquer selon les circonstances, qui dérivent du climat, des saisons, de l'âge, du sexe (1) ; et voilà le grand art, qui ne s'apprend que par l'observation et l'expérience.

Cet homme esclave, surveillant sans relâche la santé de ses semblables, est toujours en butte aux différens caractères de maladies, à leurs complications, aux périls qui en résultent, à l'infamie, dis-je, dont il peut être culpé, pour toute récompense. Un nouvel individu se présente à chaque pas, se soumettant à ses soins, et fait renaître à tout instant la difficulté d'apprécier ses souffrances, et de trouver la méthode pour l'en délivrer.

Cet homme, rempli de connaissances, doit en outre, pour bien exercer sa profession, y être attaché par zèle et tout entier, armé de patience, doué de probité, capable de secret, diligent, pénétrant, attentif, désintéressé, et ce qui n'est

(1) Clerc. Hist. de l'homme malade.

pas le moins, courageux, et fort assez pour mépriser le qu'en dira-t-on.

Si le savoir d'ailleurs était la première qualité requise pour être bon médecin, que ce siècle, où nous vivons, serait heureux en comparaison des siècles passés ! Mais quelqu'estimables que soient les découvertes des modernes, ce n'est pas assez en médecine, où les savans comme les ignorans se trompent, s'ils n'ont eu l'occasion fréquente d'expérimenter en lisant dans le grand livre de la nature, à qui les talens ne commandent jamais sans exposer le sujet en danger.

On voit dans l'homme malade, par une longue habitude de l'examiner au lit, plus d'une chose qu'on ne saurait décrire, ni transmettre à un autre ; et souvent un *je ne sais quoi*, dont on peut à peine se rendre raison à soi-même, ni se représenter que par la répétition fortuite de pareil objet aperçu au même point de vue de l'optique judiciaire.

Il n'est donc pas surprenant, quand, d'après une étude approfondie, touchant une observation qu'on a lue, et faite par un auteur fidèle, de ne pas la retrouver dans un cas qu'on croit le même en apparence : c'est que tous les individus sont dissemblables, et que c'est dans l'application des comparaisons que gît la pierre philosophale, lorsqu'on veut se servir de l'expérience d'autrui sur le corps vivant et sur la parole de celui qui nous l'apprend.

Aussi doit-on toujours être circonspect lorsqu'on est tenté de conclure sur des faits de cette nature, qui sont ordinairement l'écueil des observations isolées, dont toutes les parties de la médecine regorgent, et qui font la base de l'empirisme.

C'est pourquoi, lorsqu'un praticien instruit et consommé dans son art vient à mourir, la perte en est irréparable ; ses écrits, ni ses observations, quelque bien transmises qu'elles soient, ne pourront jamais le remplacer : c'est la touche du pinceau qui meurt avec le peintre.

Il est naturel à l'homme de lettres d'être enclin à faire valoir ses talens ; mais dans l'exercice de la médecine, l'expérience doit être permanente à côté de la science ; au lieu que le savoir fait souvent raisonner avant de voir ; en ce cas, on ne voit que ce qu'on a préjugé.

C'est ordinairement de cette manière que le jeune praticien, au sortir de l'école, commence sa carrière. Élevé au milieu des systêmes, il sait au bout du doigt les noms et les définitions de toutes les maladies ; il connaît la méthode de les guérir en gros et en détail par les remèdes généraux ou particuliers les mieux vantés, selon le parti auquel il s'est voué. L'anatomie, la physiologie lui a montré la structure et le mécanisme du corps humain.

La physique expérimentale et les mathématiques lui ont expliqué les calculs du choc et du mouvement, et le résultat des lois hydrauliques ; par l'étude de la chymie il a acquis le secret d'analyser les fluides et de décomposer les solides ; il distingue les vices des humeurs, leurs épaississemens et leurs dissolutions, et tous les genres et les nuances d'acrimonie; il est à même de graduer les tons différens que produit la fibre tendue et relâchée; il a puisé dans l'histoire-naturelle, la botanique et la pharmacie les grandes connaissances touchant les remèdes et leurs propriétés, et s'est farci la cervelle des noms et des qualités de leur immense production.

On lui a recommandé de ne pas oublier que lorsque les humeurs ont une tendance à l'alkalescence, il fallait saturer le malade d'acide, et *vice versâ*, pour bien le neutraliser; on lui a procuré toutes les curiosités de la fermentation et de tous ses divers degrés; il a constamment devant les yeux les découvertes subtiles, qu'on aperçoit à volonté, à l'aide du microscope.

Mais bientôt il verra, comme tous ceux qui l'ont précédé, quelle différence entre les leçons qu'on entend du haut d'une chaire professorale, et l'étude pénible de la nature étendue sur le grabat. Il verra, dis-je, que les malades qu'on guérit dans les livres, meurent souvent dans leurs lits; et que ce qu'on voit dans le corps mort est tout différent de ce qui se passe dans le corps vivant : ces deux points chimiques n'ayant aucune analogie.

Oui, c'est au lit du malade que le médecin commence ses apprentissages, quelque riche qu'il soit en connaissances avant cette époque; bien éloigné cependant de vouloir établir que le savoir ne soit pas requis pour expérimenter en cette qualité, plus éloigné encore d'applaudir à l'audace de ceux qui, sachant l'anatomie mécaniquement et ayant eu l'occasion de fréquenter les hôpitaux, sans autres études préliminaires, pratiquent la médecine en toute sécurité.

Je ne prétends pas non plus bannir le moindre remède, ni récuser aucune ressource de l'art, pour en trouver l'application dangereuse si elle est mal placée (1). Je déclare au contraire que le pharmacien qui, par sa capacité et probité, compose et prépare les médicamens avec exactitude et selon l'ordonnance du médecin, mérite en tout temps la reconnaissance du malade et l'estime de celui qui le traite.

Mon desir se borne à rappeler le praticien, quel qu'il soit instruit, aux pieds de l'autel de la nature, de l'engager à lui prêter serment de fidélité, jurant qu'il la prendra pour guide en se vouant tout à elle comme son ministre, pour le bien-être de l'humanité souffrante ; et comme l'écho de la doctrine des hommes célèbres, je ne fais que répéter ce que disait Hippocrate il y a plus de deux mille ans.

---

(1) *Non speciosos medicamentorum titulos morbis addidi. Cur? Nihil arti exitiale magis novi; neque verò ipse ullum cognosco, quin solo tempestivo usu tale fiat.*

BOERH. Aphor. in præfat.

Je n'ai pas ajouté aux maladies que je viens de décrire le moindre titre caractéristique des médicamens qui pourraient convenir spécialement à leur traitement; car rien d'aussi pernicieux à l'art et de plus dangereux en pratique : quant à moi, je ne connais aucun remède proprement dit, et n'admets pour tel que ce qui, appliqué à propos, donne le résultat qu'on en attend.

Aphorismes de BOERHAAVE, préface, page 3.

TROISIÈME DISCOURS

Lu en séance de la Société de Médecine, Chirurgie et Pharmacie de Bruxelles, tenue le 23 Brumaire, an 4e., 13 Novembre 1795 (v. s.).

Naturâ favente, experientiâ ducente, felix medicina.

Par un vent favorable et une haute marée, le pilote adroit parvient au port desiré.

MM. ET CHERS CONFRÈRES,

TOUT médecin clinique (1) a pu, depuis plusieurs années, exercer son génie dans la Belgique, à l'aspect bizarre des maladies fébriles qui y ont régnées; qu'on baptisa, selon l'un ou l'autre système, de catarralles, putrides, mixtes, malignes, nerveuses, pétéchialles, inflammatoires, gastriques ou vulgairement bilieuses.

On y vit des dyssenteries sous différentes faces, oui, sous le même toit : les petites-véroles, qui

(1) Praticien.

ne désemparèrent pas à Bruxelles dès l'an 1793 jusqu'à la fin de 1794, parurent singulières dans leurs périodes et exanthêmes (1), que j'ai vu souvent petits, confluens et séreux, accompagnés de convulsions terribles, sans être meurtriers; la guerre qui attira dans nos contrées des armées plus nombreuses que toutes celles qu'on y vit jamais; les batailles terribles et destructives qui s'y sont données sans interruption; les campemens d'hiver qui ont procuré beaucoup de maladies à la troupe; les hôpitaux nombreux et remplis, d'où la contagion s'est communiquée par-tout; les degrés extrêmes du chaud et du froid; les variations de l'atmosphère opposées aux saisons; les affections de l'ame en tout genre, dont furent saisis les habitans.

Toutes ces causes ont désorganisé la machine humaine, jusqu'à donner aux maladies un caractère extraordinaire, aussi difficile pour le diagnostique (2) qu'épineux pour la thérapeutique (3).

A mon avis, les dénominations ne faisaient rien à l'affaire : le traitement, d'après la marche de la nature, ne fut jamais aussi nécessaire. Point d'indication spéciale, et encore moins de remède déterminé; en un mot, ce fut le tourment du vrai praticien et l'écueil du routinier.

---

(1) Eruptions.

(2) Pour les distinguer.

(3) Pour les traiter.

PREMIÈRE OBSERVATION.

N. Lem. fils unique du ci-devant G. P. de C., âgé de dix-sept ans, tomba malade à l'hôtel de Sp. à Bruxelles, dès les premiers jours de Décembre 1794, v. st. Il était sorti du sein de sa famille, sans doute après des adieux sensibles; destiné au bureau des hôpitaux militaires, il fut dans le cas de se trouver à celui dit de la Félicité.

Il faisait froid et humide. Ce jeune-homme, assez bien constitué, d'une structure ordinaire, un peu fluet, se sentit tout-à-coup incommodé, sans cependant désigner aucune affection locale, et vint me trouver. Je lui conseillai une certaine diète et la chambre.

Deux jours après, je fus appellé pour le voir: il avait été inquiet toute la nuit, soit par rêve ou mal-aise parmi tout le corps, fuyant son lit, quoique chancellant sur ses jambes.

Il se plaignait d'un mal de tête et d'une pesanteur aux sinus frontaux. Je lui observai une petite toux : il était enroué : la langue était chargée d'une glu blanchâtre; le pouls concentré, fréquent, irrégulier; la chaleur à l'extérieur paraissait modérée et augmentait par bouffées entre-mêlées de frissons; la peau sèche; une lassitude spontanée et extrême l'abattait, il répugnait cependant à s'aliter.

Je lui ordonnai les bains de pieds tièdes souvent répétés : une infusion de fleurs de sureau et de guimauve pour boisson, l'oximel et un julep analogue.

Il prit avant tout une demi-dragme d'ipecacuanha en lavage, que je prescrivis tant à dessein de porter à la transpiration qu'à évacuer supérieurement, ce qui pouvait être en *turgescence* aux premières voies.

Je le vis le soir : le vomitif avait raté ; le remède opéra par le bas, et ne fit qu'augmenter l'anxiété et l'oppression de la poitrine.

Il fut inquiet la nuit comme la précédente. Le lendemain matin même état.

Les assistans, étonnés de la simplicité de mon traitement, et voyant que je n'agissais pas, crurent que je n'entendais pas le métier ; murmurèrent, en disant qu'un tel et tel bourgeois était saigné, et purgeait tous les jours pour empêcher les progrès du mal de gorge, qui régnait, et qu'eux préjugeaient dans mon malade.

Entretemps, M. W., oncle de l'incommodé, homme instruit, me proposa un consultant, et je vis arriver M. Darquier, médecin prudent et éclairé, chef de l'hôpital de la Réunion, à qui je fis l'historique de la maladie, et ayant passé en revue tous les symptômes, les causes éloignées appréciées et comparées à l'état actuel du sujet, sans oublier l'effet inverse du vomitif et de son peu de succès ; nous convînmes tous deux, après mûre délibération, que la nature, dans son plein trouble, ne souffrirait pas la moindre irritation sans l'augmenter, et en conséquence, nous nous rangeâmes à l'observer, et conclûmes au *nihil movendum* (1), nous bornant aux boissons susdites, julep cité, sirop de vinaigre et orgeat.

Le délire s'accrut le sixième jour : on appliqua l'épispastique à la nuque. Le septième, le matin, nous le trouvâmes dans une certaine sueur ; la respiration était meilleure ; l'assoupissement continuait : la toux moindre, la fièvre montrait quelque rémission.

Nous nous félicitâmes de la supériorité de la nature dans le premier combat, quoique peu décisif, et persistâmes dans nos conclusions ; et malgré la garde-malade en titre, qui montrait peu de satisfaction de notre manière d'agir, et qui, disait-elle, était étrangère à tout ce qu'elle avait vu en pareil cas. Nous tînmes la même conduite, et nous la payâmes chaque fois de la monnaie suivante : *Un Français doit être traité à la française.* C'était notre réponse, lorsqu'elle nous proposait de purger la bile ou les glaires qui bouchaient le gosier ou l'anus de notre malade.

Nous lui fîmes passer souvent des lavemens émolliens, en guise de fomentation interne, à l'effet d'aider la pénétrabilité du tissu cellulaire, et de libérer le système des vaisseaux absorbans, siége ordinaire de pareilles maladies.

Les gardes-malade étaient tentées d'user de clistères purgatifs, pour détacher la bile croupissante dans les boyaux.

La maladie avançait ; la première crise ayant été imparfaite, et la coction se faisant attendre,

---

(1) A ne pas agir.

nous lui donnâmes de l'esprit de vitriol dans ses boissons, crainte d'être prévenus par une tendance à l'état, qu'on appelle, putride.

La fièvre continuait ; la respiration était du plus au moins gênée : l'enrouement, la surdité, la bave espèce de salivation, le délire, l'assoupissement, les frissons alternans faisaient les symptômes les plus constans.

Il se plaignait assez souvent d'une enflure à l'estomac (c'était son langage), et vraiment on observait une tension aux hypocondres. Il vomissait ses boissons de temps à autre ; ce qui, avec le gonflement ci-dessus, ne donnait pas peu de force aux argumens de nos bonnes gens à prétention, en faveur des évacuations par les selles, qui cependant paraissaient quelquefois.

Vers le treizième jour, nous étant bien concertés avec l'inébranlable confrère Darquier, ne voyant aucun changement, ni par les sueurs, ni la salivation baveuse, nous rassurâmes les assistans mal satisfaits de notre prétendue inaction, et nous prédîmes, avec franchise, qu'une tumeur quelconque paraîtrait bientôt au col, ayant vu l'un et l'autre pareil événement ailleurs, et appuyés sur-tout du précepte d'Hippocrate, qui dit *coac. praenot. On peut s'attendre à une parotide considérable dans un malade* (c'est-à-dire en fièvre) *qui a la respiration gênée avec tension à l'hypocondre et quelques frissonnemens.*

Le quatorzième jour, après une nuit inquiétante, parut un gonflement à la partie droite du col, sur lequel d'abord fut appliqué un cataplasme

plasme émollient. La parotide s'éleva ; la région de l'hypocondre se détuméfia ; les vents sortirent par le haut et par le bas ; et quoique les selles eussent été rares pendant tout cet éréthisme (1), le ventre ne le gêna pas, ni les excrémens n'inquiétèrent jamais les médecins, assurant toujours les gardes attentives que leurs yeux n'étaient rien moins que fixés vers la porte de derrière.

La bave diminua successivement ; la toux, la respiration, l'enrouement, le sommeil, prirent meilleure face, et en proportion de l'accroissement de la parotide. La fièvre était irrégulière, le délire en suivait le plus haut degré ; le matin une sueur certaine amenait une rémission notable dans le mouvement vasculaire, et beaucoup plus de présence d'esprit.

La circonférence de la tumeur augmenta à vue d'œil, mais sans indice d'abcéder : nous attendions avec intérêt, comme tout praticien peut se le figurer, le dénouement de la pièce. Les sueurs aidèrent un peu la crise, mais les urines ne signifièrent jamais rien. *Tandem* nous conduisîmes par cette marche simple notre sujet au vingt-deuxième jour de la maladie, époque où la fièvre cessa. La tumeur demeura quelque temps au même état ; et soumise au même traitement, s'évanouit insensiblement.

Le malade commença à pleurer après le manger, et nous reprocha de l'avoir tenu aussi longtemps à la diète. Il était hébêté : la surdité

(1) Etat de tension.

diminuée, toujours assoupi, les nuits fort tranquilles. Mais nouvelle lutte de la part de nos infirmières, qui sont cependant excusables d'avoir tant de fois agacé les médecins pour ce qu'ils eussent abandonné la nature, en considération des bons soins qu'elles ont donnés au malade.

Enfin, il était question d'accorder des alimens à un convalescent. Comment y consentir sans l'avoir purgé, sur-tout ne l'ayant pas été journalièrement dans le cours de sa maladie? Cet argument frappait toutes les oreilles; les parens entouraient l'incommodé: les médecins n'étaient que deux, qui écoutaient les cris du ressuscité et la voix de la nature; le parti de l'opposition comptait dix votans pour les évacuations; il fallut céder.

Nous écrivîmes six jours de suite des purgatifs, et même très-actifs; des lavemens furent appliqués fréquemment, sans effets sensibles. Voyez, disait-on, si on l'avait purgé pendant sa maladie, la bile ne serait pas aussi enracinée! Et tacitement on ajoutait, vraisemblablement que s'il eût péri c'eût été parce qu'il n'avait pas rempli journalièrement quelques pots de chambre.

Enfin le plus intéressé à la discussion termina la dispute; il ne voulut plus de drogues; il mangea. La nature reprit tout-à-coup ses droits; les selles devinrent en règle; il dormit; il se leva et partit pour Cambrai par un temps bien rude, et se porta bien jusqu'aujourd'hui.

Exemple frappant contre les préjugés de ceux qui entourent les malades et veulent raisonner, et qui doit encourager le praticien contre le qu'en dira-t-on : preuve non équivoque que dans les convalescences, comme dans le cours des maladies, c'est la nature qu'il faut consulter.

IIme. OBSERVATION.

Le petit Hec., âgé de douze ans, fluet et délicat, logé au pensionnat de M. Farg. à Bruxelles, est pris tout-à-coup d'une fièvre au mois de Février 1793, avec grand mal de tête : l'atmosphère était froide et humide : d'autres pensionnaires malades avaient été jugés par exanthêmes critiques : celui-ci, du second au troisième jour, eut une éruption à la poitrine. Les parens empressés de posséder leur fils chez eux, il fut transporté en voiture fermée, bien mailloté et en plein jour.

La nuit fut bonne : la suivante, les convulsions le saisirent, et un délire des plus féroce s'ensuivit, qui dura jusqu'au septième jour, qu'il tomba dans une stupeur universelle, avec des soubresauts nerveux : les fonctions étaient lésées alternativement, et il ne se réveilla que le vingt-septième, lorsque tout-à-coup il parut chargé d'un exanthême semblable aux grains de milet.

M. Kok, frère de cette Société, se ressouviendra avec quelle patience et quelle attention nous suivîmes pas à pas la marche de la nature, avec quel scrupule nous dirigeâmes la diète, et avec quelle réserve nous fîmes usage des médicamens, dont le moindre altérant eût fait périr notre sujet ; ranimant les forces vitales, qui à tout moment paraissaient s'éteindre pendant un combat aussi long que douteux.

Le quinquina, le vin, et quelques lavemens à propos, furent les remèdes.

L'éruption produite, d'après un lent travail de la coction, qu'on s'est bien donné de garde de troubler, ni par épispastiques, ni autre irritant, mit le comble à la cure.

Les assistans, à la vérité, furent dociles ; un père sensible, une mère tendre, nous donnèrent pleine liberté. Pas moins incrédules à tout ce que nous pouvions leur dire, chaque selle que le petit poussait était annoncée avec joie, comme un phénomène de bon augure. Ce ne fut cependant point par cette porte que l'ennemi prit la fuite.

IIIme. OBSERVATION.

Les deux petits Wags., élevés au susdit pensionnat, dont l'aîné âgé de neuf et le cadet de sept ans, sont attaqués de la petite-vérole vers la St.-Jean 1793. La maladie du premier conserva son type, sans errer d'un instant ; quoique l'éruption fut des plus abondante : quelques boissons rafraîchissantes, un air tempéré et la propreté, furent tout ce qu'on prêta à la nature bienfaisante.

Le second enfant, robuste, fut pris d'un délire affreux la nuit du trois au quatrième jour. Il força une fenêtre dont l'appui était à quatre pieds du plancher, l'ouvrit et la franchit pour entrer dans une gouttière où il était debout : on l'aperçut au clair de la lune ; le maître tremblant, se présente à cette fenêtre, d'où le petit était bien éloigné ; il tâche de l'amener par de belles paroles ; il arrive d'un pied ferme ; il est sauvé. On le met au lit : je le vis le lendemain ; le délire persistait. Le visage était bouffi, la respiration et la déglutition intactes ; la chaleur assez forte ; le pouls vigoureux : il prenait tout ce qu'on lui donnait.

Je lui prescrivis les boissons acidulées ; le sirop de vinaigre et l'esprit de vitriol avec l'eau d'orge pour remèdes.

Le cinquième, au lieu d'éruption, la bouffissure s'étendait successivement parmi tout le corps, un tremblement le saisit et fut continuel ; on redoublait l'esprit de vitriol.

Le sixième, même état ; c'était un monstre.

Le septième, toute sa peau était brune ; vous eussiez dit un cadavre : à force esprit de vitriol. La respiration et la déglutition toujours libres ; soubresauts continuels ; les forces vitales entières. Enfin du dix au onzième l'épiderme se sépara par-tout, comme si sur tous les points de son corps on eût appliqué le vésicatoire. C'était un animal écorché : à force esprit de vitriol et de vin.

Le pauvre ladre souffrit long-temps dans un état aussi sensible ; mais successivement le visage se sécha, après les parties moyennes, et ensuite les inférieures, sans aucune maturation. Il fut rétabli vers le vingtième jour.

Les bons soins de M. Farg., l'exactitude à lui donner l'esprit de vitriol, et plus, sa hardiesse à en doubler la dose l'a sauvé. Par le relevé des récipés, il conste qu'il en a pris vingt-quatre onces en dix jours.

IVme. Observation.

Mme. Glor., de Courtray, réfugiée avec sa famille, chez Mme. sa sœur, à Bruxelles, au mois de Juin 1794, donne des soins à sa nièce, attaquée sérieusement de la petite-vérole, dont elle guérit.

Cette Dame, ainsi que ses enfans, ne l'avaient pas encore eu : elle était âgée de trente-cinq ans, d'une forte constitution, d'une figure élégante, un peu épaisse et fort grasse, gaie et jouissant d'une santé parfaite. Elle avait essuyé beaucoup de saisissemens par les circonstances du temps. L'atmosphère était d'une chaleur extrême, une fièvre maligne régnait, ainsi que les petites-véroles.

Elle tomba malade le premier de Juillet, à son réveil; je la vis du même instant. Son état était fébrile; elle faiblissait souvent : des malaises au cœur se succédaient : la langue était chargée; des frissons, des selles, même irrégulières, la tracassaient; des soupirs, des inquiétudes, des bouffées de chaleur interrompaient sa gaieté naturelle; une soif assez grande, voilà les symptômes.

Je ne fis rien à ma première visite, que de

régler ses boissons acidulées : elle craignait la petite-vérole, et moi je l'attendais.

Vers le soir elle me parut affectée de spasme ; je lui prescrivis un julep d'après cette indication, et on lui mit un ou deux lavemens. La nuit fut calme ; le second jour se passa sans beaucoup d'alarmes, la fièvre était assez haute.

Le troisième jour, à-peu-près de même ; le mal-aise vexait sans cesse les parties précordiales. On continua, selon les circonstances, tantôt des boissons aigrelettes, tantôt un peu de vin, ainsi que du mélange antispasmodique.

Nous arrivâmes au quatrième jour révolu : je ne fus pas peu étonné de ne voir qu'une légère efflorescence sur sa poitrine et passagère. Je me tins en réserve.

Le cinquième, la fièvre augmenta : l'air était d'une chaleur extraordinaire ; nous la changeâmes d'appartement pour être plus au large ; car elle était déja entourée de trois enfans, à qui l'éruption montait à grands pas, et qui, en plein délire n'étaient pas exempts de convulsions.

Le sixième jour, beaucoup d'alarmes : la tête entreprise, mais la respiration et la déglutition intactes, j'appliquai les vésicatoires aux jambes, et donnai la mixture camphrée ; les selles étaient libres.

Le septième, la journée fut paisible ; mais le soir, à dix heures, elle fut saisie de la plus violente convulsion que j'eus jamais vue dans le plus fort accès épileptique.

Cet état se répéta souvent, entremêlé de délire. Prenant tout ce qu'on lui donnait, jusqu'au dixième jour la nuit, pour cesser le onzième le matin, que nous la trouvâmes chargée d'un exanthême variolique, qui en vingt quatre heures se répandit parmi le corps. Le type de la maladie fut ordinaire, mais grave, sans aucune trace de convulsion depuis cette époque ; la cure simple, l'éruption fut copieuse, quoique discrète. La maturation commença à être visible le quatorzième jour ; la maladie toujours terrible, le délire fréquent ; enfin elle se termina en vingt-un jours exactement, au lieu de quatorze, période ordinaire.

L'exanthême séché donna cours à cent charbons au moins, qui rendirent tout son corps ladre, et nommément les extrémités.

Un œil menaçait suppuration : on épuisa tous les moyens de l'art pendant deux mois, afin d'adoucir ces différens volcans ; et nous eûmes le bonheur de la voir rétablie, entretenant cependant quelques-uns de ces cautères naturels ouverts pour soulager l'œil, qui fut le dernier exempt du suintement, et ne laissa qu'une simple tache à la cornée.

Notez que deux des quatre enfans, qui eurent la petite-vérole à côté de la mère, la plus maligne possible, guérirent sans une suppuration visible : ce ne fut qu'une sérosité caustique et abondante, qui jaillissait de leurs petits corps.

L'éruption ne parut que le cinquième jour aux deux premiers ; tous quatre furent pris de convulsion pendant le commencement. L'exanthême était si petit et si multiplié, qu'à peine en voit-on les marques, qui sont comme l'empreinte de grains de milet.

Cette Dame et ses enfans ont joui depuis d'une santé parfaite.

O Nature! que tu es cachée dans tes écarts! que tu es puissante dans tes ressources! que de miracles n'opères-tu pas rentrée dans l'ordre! et lorsqu'on a la liberté, la patience et la prudence de te seconder!

Vme. OBSERVATION.

L'enfant de M. Clem. Decl., âgé d'un an, fut enlevé des bras de sa nourrice à Somb., afin de le soustraire à l'épidémie qui y régnait, et conduit d'une distance de dix lieues à Bruxelles le 28 Février 1796 par un temps froid et humide.

Je le vis le 29. Il toussait, la respiration gênée, le visage rouge, le pouls fébrile, une chaleur sensible, la peau sèche; il criait, vomissait et buvait beaucoup : les urines teintes, les selles libres. Je ne m'amusai pas à sonder les causes premières de la maladie, ni à la baptiser : le nourrisson sevré et exposé pendant un long trajet à l'injure d'une atmosphère nuisible était le fait.

Occupé de ce tableau, je jugeai que rappeller et entretenir la transpiration *in* et *extra* était l'indication.

Je le fis emmailloter d'une flanelle imbibée d'eau chaude et bien exprimée; j'enjoignis qu'on l'entretînt ainsi dans un bain continuel de vapeurs. L'eau d'orge pure, miélée ou édulcorée de sirop de capillaire, des lavemens émolliens furent l'ordonnance. Une pelote dans la bouche remplie de biscuits trempés qu'il suça continuellement, fut son aliment.

Le 1er. 2, 3 et 4 Mars, même état, même cure.

Le 5, l'hypocondre droit s'éleva avec *renitence*, faisant le soufflet à chaque inspiration; le visage bouffi. La digne mère et la vigilante garde crurent qu'il fallait évacuer : Mesd. Lem. et Pos. me pressèrent de m'expliquer : je leur dis que je craignais une stase (1), que le moindre altérant en augmenterait le progrès, en troublant la résolution, et qu'en continuant les fomentations, la coction se ferait et la matière se porterait elle-même par le bas, sauf alors d'agir.

On se paya de raison, et j'eus toute la liberté de continuer le traitement émollient jusqu'au 12 : le malade fut souvent en danger, tellement le ventre était gonflé : des excrémens tout-à-coup parurent gras et argilleux, tels que je les avais prédis : quelques doses de sirop de chicorée avec la rhubarbe achevèrent la convalescence d'une maladie qui se serait terminée par dépôt et la mort, si on eût dérangé la marche de la nature par le moindre purgatif.

L'enfant s'est bien porté depuis.

---

(1) Engorgement dans les vaisseaux lymphatiques et le tissu cellulaire.

QUATRIÈME DISCOURS

Lu en séance de la Société de Médecine, Chirurgie et Pharmacie de Bruxelles, tenue le 24 Frimaire, an 4e., 14 Décembre 1795 (v. s.).

Irritâ naturâ, medela nulla:
Irritatâ eâdem, cura dubia.

La nature en défaut n'admet point de guérison;
Et difficilement, si on en trouble l'action.

MM. ET CHERS CONFRÈRES,

MALGRÉ le proverbe désolant qui dit, que les malheureux ont toujours tort, les vrais observateurs en l'art de guérir n'ont jamais hésité de publier leurs mauvais comme leurs bons succès. Tels récits font couler les larmes, mais ils instruisent même les plus expérimentés. C'est le pilote côtier qui désigne les bas-fonds au timide navigateur, pour qu'il puisse éviter l'écueil où des infortunés firent naufrage.

Hippocrate, dans ses Épidémiques, nous a laissé quarante-deux histoires de maladies, qui sont autant de chefs-d'œuvres d'après nature : il n'a pas rougi d'en choisir vingt-cinq dont les sujets sont morts. C'est l'ignorant qui se vante de tout guérir : l'homme zélé, le praticien honnête raconte avec joie et modestie qu'il a su aider la nature en sauvant son semblable, et pleure en exposant le malheur de celui qui en a été délaissé.

VIme. OBSERVATION.

M. Dec., d'Ypres, réfugié à Bruxelles pendant l'été de 1794, habitait chez moi avec son épouse et son fils unique.

Agé de 36 ans, d'une taille majestueuse, un peu corpulent, doux, sensible et judicieux de caractère, réglé dans ses manières, il jouissait d'une bonne santé ; mais il n'était pas tranquille sur les affaires du temps et non moins inquiet au sujet de la petite-vérole, dont lui et son fils jusques-là avaient été exempts, et qui régnait en ce moment, et dont il venait de voir mourir un petit cousin.

L'atmosphère était d'une excessive chaleur : une fièvre maligne occupait par-ci par-là les habitans.

Le premier Juillet 1794, vers les cinq heures de l'après-midi, il s'arrête dans la rue, au courant d'un air frais, étant en sueur et légèrement vêtu ; il se sent pris de frissons.

Vers six heures, il rentre : un mal de tête le vexait; il boit du thé, grelotte de temps en temps. Je le vis à sept heures. Son pouls était fréquent ; il se plaignait de lassitude ; le mal de tête était violent, la chaleur du corps modérée, ainsi que la soif, la langue fort propre. Une infusion de fleurs de sureau et de guimauve, des bains de pieds, furent toute l'ordonnance.

Il se mit au lit à neuf heures, sans souper. Je le revis à dix : même état ; la peau sèche, un peu brûlante ; la respiration intacte ; de temps à autres des soupirs involontaires.

Le lendemain, deuxième jour de sa maladie, à cinq heures du matin, même situation ; il n'avait pas fermé l'œil : point de moiteur quelconque, malgré l'abondance de boisson qu'il avait prise : les urines crues et limpides.

Il se leva à sept heures, avala une soupe maigre et but beaucoup ; frissonna avec des bouffées de chaleur : la lassitude et le mal de tête l'obligèrent de se recoucher : aucun signe d'affection particulière.

Il prit de l'orgeat, du sirop de vinaigre, un julep avec le nitre, sirop et eau de sureau.

La fièvre était petite, le pouls concentré. Il se leva l'après-midi, et se mit au lit vers le soir : tout annonçait une bonne nuit.

Le 3, le matin à cinq heures, une petite moiteur paraissait, la fièvre n'était rien ; mais point de sommeil, point de fonction lésée quelconque ; les selles libres, les urines claires.

Il me dit qu'il croyait que ce serait la petite-vérole. Je lui répondis d'un ton de franchise, que je le souhaiterais, vu qu'il était bien disposé à la recevoir comme moi à la traiter.

Il se rassura sur l'événement et acquiesça à entrer dans un bain tiède en ma présence. Il y fut à onze heures; il ne put y rester que sept minutes, il faiblissait. On le remit au lit; il ne s'ensuivit pas la moindre sueur; le mal de tête augmenta. Il parut quelqu'éruption aux bras et aux mains pendant l'après-dîner du troisième jour.

On lui mit différens lavemens rafraîchissans, les selles furent libres; la bouche nette, point de soif extraordinaire; la chaleur de l'atmosphère était insupportable; le frais du soir sembla calmer ses maux. Je le quittai à dix heures. Le pouls était petit, la fièvre médiocre; jusqu'ici aucune absence d'esprit. J'oubliais de dire que, depuis le midi, il avait un vésicatoire à la nuque.

La garde vint me trouver à minuit, disant qu'il se mourait. Quelque délire se manifestait, le cœur palpitait, la fréquence du pouls ne permettait pas d'en compter les pulsations; la peau était sèche, et le mal de tête des plus violent.

Je lui donnai un peu de vin, il se remit. Je m'attendais à l'éruption : j'appliquai des flanelles aux pieds imbibées de vapeurs tièdes d'eau et de lait. Je m'aperçus de quelques gouttes de sang au nez.

Je le revis à cinq heures du matin : tout était calmé, hors le mal de tête et la sécheresse de la peau, point de sommeil. A dix heures, M. Caels fut appellé en consultation.

Nous le trouvâmes assez bien; à deux heures

après-midi de même, ainsi que le soir; et nous conclûmes pour l'expectatif.

A minuit, même alerte que la nuit précédente.

Le 5 au matin, le pouls s'était élevé et les symptômes augmentés, point de sueur, point de sommeil; la tête brûloit : vers neuf heures nous consultâmes derechef, et après bien des débats et réflexions pour et contre, nous craignîmes la pléthore locale à la tête; les carotides battaient à grande force. Il était bouffi. Une fumée de chaleur sortait du cuir chevelu et du col : nous opinâmes d'abord d'y appliquer des sang-sues; mais nous crûmes que cette opération traînerait trop en longueur; on se décida pour la saignée, et on lui tira du bras dix onces de sang.

Il passa la journée comme la précédente.

Le 6 au matin, point de sommeil, malgré différens remèdes donnés la veille, calmans et autres, et les vésicatoires en suppuration, les selles libres.

On répéta la saignée, on injecta des lavemens, on mit les sinapismes aux pieds, on donna la mixture camphrée de toute façon.

Le 7, même état, point de sommeil; il délira la nuit. Une certaine sueur se montra, mais irrégulière; les urines ne dirent rien; les selles toujours libres à l'ordinaire et en proportion des lavemens émolliens qu'on lui passait, et d'une décoction de tamarins qu'il prenait : il faisait aussi usage de l'esprit de vitriol.

Le 8, même situation.

Le 9, l'assoupissement commença, et malgré les remèdes les plus vantés en pareils cas et soigneusement administrés, point de succès.

Le 10, la respiration s'altéra, le ventre se météorisa : il mourut le 11 à midi.

Quelle était donc cette étrange maladie, dont un si digne homme fut la victime? qu'annonçait-elle du commencement? Pouvait-on croire avec fondement à la petite-vérole?

Oui, et les signes et les causes en apparence ne pouvaient être mieux caractérisés : ne pouvait-on pas s'y attendre après le cinquième jour et plus tard, quoique la moindre éruption de cette nature ne se fût pas encore montrée?

Oui sans doute, l'observation insérée dans le discours précédent, N°. 2, l'a réalisé.

Tous deux, alités du même jour, respiraient le même air imprégné de la contagion; même âge et constitution, corpulence égale et nés dans un même climat, affectés des mêmes causes physiques et morales, avaient une prédisposition commune à être attaqués de même maladie; le sexe seul faisait l'unique différence.

Mais, dira-t-on, fallait-il le saigner plutôt, ou pouvait-on le faire plus tard? si on ne l'eût pas fait serait-il sauvé? L'éruption n'a-t-elle pas été retardée par cette saignée?

J'ai été témoin de cette scène, et de quatre en quatre heures j'ai vu et examiné à volonté et

avec

avec intérêt le malade, depuis le moment qu'il commença à se plaindre jusqu'au terme fatal.

Les forces vitales, selon l'exposé, parurent toujours en défaut jusqu'au cinquième jour, que le pouls s'éleva et la tête, pour ainsi dire, s'enflamma.

Tout praticien expérimenté se serait attendu à la petite-vérole d'après les causes prédisposantes et occasionnelles; aussi ma surprise fut grande quand je ne vis rien paraître au jour ordinaire : elle eût été moindre sûrement, si le cas précédent et cité se fût présenté quelques jours plutôt à mes yeux.

Quant aux saignées, l'une pratiquée à midi du cinquième jour et l'autre le sixième au matin, appuyées d'un péril imminent d'inflammation, dont les parties contenues de la tête étaient menacées, et d'après les indices d'une hémorragie nasale, furent les mieux indiquées selon les mécaniciens; mais le *collapsus* du systême nerveux du commencement, causé par une contagion quelconque, pouvait en faire mal augurer.

Il périssait vraisemblablement brûlé par la tête, qui était un brasier ardent, sans les saignées qui en éteignirent le feu; mais qui en même temps diminuèrent les forces vitales nécessaires à la crise. Disons plus : la nature en défaut n'admet guères de secours d'un côté qu'il ne soit nuisible de l'autre.

Ne pourrait-on pas accuser le virus variolique

fixé aux parties contenues dans le crâne ou aux præcordiales ? que la nature n'a pu pousser jusqu'à l'organe fabrificateur et siége ordinaire de cette éruption critique, qui fit périr cet homme digne d'un meilleur sort!

L'observation déja citée prouve que le terme ordinaire de cet exanthême peut retarder et dévier bien long-temps, comme toute autre crise morbifique ou période des fonctions naturelles. Exemple : le flux menstruel, gestation ou grossesses tardives.

L'inspection du cadavre aurait-elle donné quelque lumière pour résoudre ce problême ou non? Infect dès l'instant, personne ne fut curieux de l'ouvrir : d'ailleurs, la dissolution générale eût empêché la vue du plus habile. Ce qui est vrai et malheureusement certain, c'est que la nature, les médecins et l'art y ont échoué, et la cruelle maladie a triomphé.

VIIme. Observation.

M. J. C., dentiste, âgé de trente ans, d'une bonne constitution, stature ordinaire, un peu maigre, enjoué de caractère, cependant très-affecté des circonstances du temps, revint par un air froid et humide dès les premiers jours de Décembre 1794 fort tard et assez loin de chez soi, sortant d'une place échauffée, et frissonna beaucoup en se mettant au lit. Le lendemain le matin, après un certain sommeil, il se met à trembler la fièvre près de son feu. J'arrive au même instant.

La pyrexie était établie : fort accablé, il ne se plaignait d'aucune affection locale ; la bouche et la langue assez propres, la tête un peu lourde ; je lui proposai une dose d'ipecacuanha ; il le refusa, et préféra un minoratif de tamarin et de manne, qu'il demanda avec intérêt et qu'il prit avec confiance, et dont il eut quelques selles. Je le vis le soir : la fièvre était médiocre ; il riait. Il passa une bonne nuit : la transpiration fut égale, le pouls autant que naturel.

Le second jour, comme le premier, il but copieusement de l'eau d'orge, oximel, sirop de vinaigre et orgeat : il fit usage d'un mêlange analogue avec le roob sambuci. Il dormit fort bien.

Le troisième jour le matin, la fièvre n'était aucunement baissée ; il avait la langue chargée, la bouche pâteuse : son desir était d'évacuer. Je consentis à l'électuaire de pulpe de tamarins, manne et sirop de chicorée.

Il eut quelques selles pendant la journée, et demeura levé ; il but beaucoup de petit lait. Vers midi, il eut quelqu'appétit : il prit des compottes de pommes et de la bouillie au riz ; mais la soif augmenta.

Je le visitai le soir : même état. Il dormit bien ; mais, éveillé, il perdit beaucoup de sang par le nez ; il fut assez gai, n'ayant point ou peu de fièvre.

Je crus vraiment que cette hémorragie était critique, quoique prématurée. Il passa toute la journée, quatrième de sa maladie, comme un convalescent : il eut appétit et compagnie le soir : j'en fus pendant plusieurs heures. Il se coucha, et je m'attendais à le trouver le lendemain autant que guéri.

Je le visitai le cinquième le matin : il était assoupi, le pouls vacillant, chaleur modérée, cependant assez bien quant au reste.

Il se leva, et se recoucha à midi. Le soir, étant levé, il se plaignit de lassitude : il prenait depuis le matin l'esprit de vitriol avec l'eau d'orge et quelques doses de quinquina, et buvait du vin de Rhin.

Le sixième, il me dit avoir beaucoup rêvé; la fièvre continuait, le pouls annonçait une faiblesse extrême; il s'endormait en parlant. Je lui fis donner du susdit vin de Rhin en plus grande quantité : il se leva à midi. Lorsque je le visitai, il avait perdu sa gaieté, il était impatient, il soupirait : la fièvre n'annonçait rien. Je lui tins compagnie le soir; il dut se mettre au lit, tellement la lassitude le pressait; la fièvre monta.

Il dormit, et le septième jour il se trouva baigné dans son sang. Arrivé chez lui, je frémis en le voyant : une pâleur de visage, une physionomie défaite, un pouls vacillant, point de chaleur, fort assoupi, mais présent d'esprit; voilà le tableau de celui que je croyais trouver mieux selon le jour de crise.

On consulta à dix heures, midi et le soir.

MM. Caels et Jaquelaert, à qui je fis le récit de la maladie, ne doutèrent point de sa malignité, que la première hémorragie avait annoncée sous un aspect riant, et que la seconde confirmait avoir été de très-mauvais augure.

Nous donnâmes tout ce que l'art pouvait indiquer et la pharmacie procurer en ce cas, et ce fut en vain : la fièvre redoubla, le ventre se météorisa ; néanmoins il ne perdit pas connaissance jusqu'au dixième jour pour mourir le onzième.

Ce ne fut qu'au moment de sa mort qu'un de ses confidens me dit, d'après ce que je ne cessais de me plaindre d'un tel événement et de me tourmenter pour en découvrir la cause, et m'avoua que ce digne jeune-homme, que ses amis regrettent encore, avait été, depuis trois semaines fréquemment à l'hôpital de la Félicité, arracher des dents aux cadavres morts de la fièvre terrible qui y régnait.

Praticiens ! informez-vous du moindre détail lorsque vous approchez d'un malade. Hippocrate l'a dit : *interrogez jusqu'au bois-de-lit où il est couché.*

VIIIme. OBSERVATION.

Les Dlles. LL., sœurs, l'une âgée de trente ans et l'autre de trente-deux, assez bien constituées, mais douées d'une sensibilité de nerfs extrême et aiguillonnée par six années d'angoises, que leur causa la révolution belgique, virent émigrer leurs frères et mourir leur mère quelques temps après de la dyssenterie. Rue des Carmes, à Bruxelles.

Enfin, pour surcroît de tristesse, leur respectable père est attaqué d'une fluxion de poitrine opiniâtre au mois de Janvier 1795; il était sujet à pareilles maladies, dont il avait été aidé souvent par mes soins. Ces deux créatures furent saisies dans le moment d'une telle frayeur, voyant ce bon homme périclitant et à la veille d'être privées de leur unique ressource, qu'elles perdirent la tête et délirèrent même plusieurs jours avant de s'aliter.

Point de caractère de maladie : tantôt quelque mouvement fébrile, tantôt un pouls au-dessous du naturel.

La chaleur ne fut jamais au-dessus de celle d'une personne bien portante : la langue était sèche sans être chargée ni décolorée; la respiration bonne, sinon que par les pleurs, les sanglots et les gémissemens elle était quelquefois étouffante.

Je tâchai de ranimer ces dignes filles par le vin, les cordiaux, les antispasmodiques, le camphre, etc. j'y assemblai même des personnes sensibles pour les consoler, et tout cela sans le moindre succès. La nature était tellement terrassée, qu'elle avança à grands pas à sa destruction, malgré tous les efforts du médecin et les secours multipliés de l'art. Elles moururent, pour ainsi dire, toutes deux et en même temps que le père, après six jours de maladie.

Comment définir une telle fièvre et comment la guérir ?

IXme. OBSERVATION.

Le fils aîné du S. C., maître charpentier de Bruxelles, travaillait à l'hôpital dit de la Félicité au mois de Janvier 1795 ; le froid était excessif. Il revint chez soi, se plaignant d'un mal de tête et d'une lassitude générale. Rue Théresienne, à Bruxelles.

Le jeune homme, âgé de vingt ans, était d'une forte constitution : je le vis du second jour ; je lui trouvai de la fièvre ; la langue chargée d'une glu blanchâtre : il ressentait des frissons et des bouffées de chaleur ; la peau était sèche, un sous-délire. Les parens et les assistans me proposèrent, comme c'est l'ordinaire, de lui prescrire une purge pour évacuer la bile qu'annonçait la crasse de la langue : je lui donnai moi-même l'ipecacuanha en lavage ; il vomit beaucoup : ses boissons furent acidulées : le remède était un julep où dominait le vinaigre de vin et le sirop de sureau.

Il délira la nuit suivante ; mais le troisième jour le matin, la sueur était établie ; cependant même degré de fièvre et mal à la gorge, et quelque difficulté pour avaler. Je répétai l'ipecacuanha sous une autre forme ; car on m'eût chassé si j'eusse osé dire que c'était pour vomir : il fit son effet, et les selles furent libres.

Le soir la fièvre monta et la tête devint lourde :

j'appliquai un grand vésicatoire à la nuque ; même régime, mêmes remèdes, quelques lavemens.

Le quatrième le matin, même situation que dans la matinée précédente, et dans la journée on remarqua peu de changement. Le cinquième même état. Je lui donnai l'esprit de vitriol en quantité.

Le sixième, tous les symptômes augmentèrent, et vraiment je craignis pour ses jours.

J'appliquai les vésicatoires aux jambes ; je ranimai les forces avec le vin de Rhin, et j'attendis la coction.

Le septième le matin, je le trouvai baigné d'une sueur abondante, et moucheté d'une efflorescence à la poitrine ; rémission considérable de la fièvre ; fort peu d'absence d'esprit ; la déglutition plus facile et excréant continuellement une bave épaisse.

Le soir l'exacerbation fut moindre, et la maladie continua sa période avec assez de régularité. Il fut jugé complettement le quatorzième par une sueur universelle, que j'eus soin d'entretenir et qui vers la fin était grasse et fétide.

Les selles furent libres pendant tout le cours de la maladie, moyennant les lavemens, compotte de pommes ou de pruneaux. Je n'ai pas osé lui donner le moindre purgatif de crainte de troubler la marche de la nature, et la crise parfaite opérée par les sueurs n'a que trop prouvé que les selles n'étaient pas le couloir propre à l'évacuation critique de telle affection. Ce qu'on verra encore plus évidemment par les observations suivantes.

Xme. OBSERVATION.

Le frère au précédent, âgé de seize ans, ayant également travaillé au susdit hôpital, s'alita tout-à-coup, se plaignant d'un grand mal de tête : on lui donna, d'après un conseil pernicieux, une forte purge de séné, dans l'idée de le préserver de la maladie ; et il évacua beaucoup par le bas.

Je le vis le second jour : je le trouvai sans force et sans chaleur, stupide et hébêté ; il toussait. Je prescrivis le petit-lait, le vin de Rhin et la bière blanche pour régime, la quantité à varier selon les circonstances : le remède fut un mélange de sirop de sureau, miel et vinaigre de vin. J'appliquai des sinapismes aux pieds, et un vésicatoire à la nuque. Je fis échauffer sa chambre et son lit.

Le troisième jour la fièvre s'alluma tout de bon, suivie d'un certain délire ; j'eus tout le mal possible de la tenir en vigueur, et à peine pus-je rappeler la transpiration. Enfin, ayant lutté entre la vie et la mort pendant deux périodes, une sueur abondante s'établit vers le quinzième jour et termina la convalescence vers le vingtième. Effet bien sensible de la déviation de l'humeur morbifique par l'irritation artificielle produite dans un organe peu propre à la travailler.

XIme. OBSERVATION.

Deux sœurs des susdits, l'une de quatorze, l'autre de onze ans, furent prises de la contagion, ensuite des soins donnés à leurs frères, et attaquées successivement de la maladie avec les mêmes symptômes; l'aînée fut violemment malade; mais aussi son bon tempérament la soutint, et le quatrième jour une sueur gluante et abondante parut, et continua jusqu'au quatorzième, à quelle époque le jugement fut si complet, qu'elle passa d'abord à la santé, sans convalescence. L'oximel, le sirop de sureau, le vin de Rhin, la bière blanche, le petit-lait, quelques lavemens, beaucoup de boissons acidulées comprirent la cure.

La cadette, en qui la garde soupçonnait une cause vermineuse, fut purgée à mon insçu, et malgré la défense que j'avais faite, fondée sur l'événement frappant qui venait de se passer au péril du second frère. Les humeurs dévièrent par le bas; elle fut long-temps travaillée du ventre, jettant jour et nuit les hauts cris; preuve que le point d'irritation s'était fixé aux intestins, d'après l'action du remède purgatif si peu indiqué.

La maladie n'observa aucun type; elle ne donna aucun signe de coction; toute l'économie animale fut troublée jusqu'au vingt-cinquième jour. Je dois avouer d'avoir tenté toutes sortes de moyens pour la rappeler à l'ordre : comme toniques, antiseptiques, antispasmodiques, calmans de toute couleur, et rien n'aida. A tout moment moribonde; elle devint convalescente sans qu'on pût dire que la maladie fût finie par aucune crise visible.

XIIme. Observation.

La pauvre mère, qui avait surveillé jour et nuit son hôpital de famille, pendant un des plus rudes hiver, inquiète sur le sort de ses enfans, succombe à la contagion et s'alite. Son pouls était petit, la chaleur du corps piquante, la peau sèche, la langue rouge, pesanteur de tête, grande soif.

Je l'attaquai par une dose d'ipecacuanha, qui lui procura de la sueur : elle prit les remèdes ci-dessus énoncés, et observa le même régime. Le second jour tout annonçait bon augure. Le troisième je la trouvai occupée dans sa cuisine ; l'intérêt d'un ménage en déroute par d'aussi longues maladies, lui fit commettre cette imprudence, qui lui coûta la vie. Je lui fis des reproches amers et lui prédis une rechûte prochaine : elle ne m'écouta pas, ni ceux qui l'entourraient. Le quatrième jour l'après-dîner il lui prit des frissons, auxquels succéda une fièvre violente, et tomba en convulsion le cinquième, qui l'affecta alternativement jusqu'au neuvième. Une stupeur la tenait engourdie, froide et roide parmi tout le corps, sans pouls et sans connaissance.

La déglutition fut lésée pendant plusieurs jours, et les urines ne coulèrent point du tout pendant cet espace, lorsque tout-à-coup elle avala et but tout ce qu'on lui présenta : lâcha beaucoup d'urines, et les selles furent libres; mais malgré tous les cordiaux, il n'a pas été possible de lui procurer la sueur ; le corps demeura glacé et s'éteignit le dix-septième jour.

SUPPLÉMENT.

XIIIme. *OBSERVATION.*

Je fus appelé en consultation le 20 Fructidor, l'an 4, 6 Septembre 1796, à dix heures du soir, rue Pép., à Brux., pour y voir le fils de M. R., âgé d'onze ans.

M. Kok, médecin traitant, me raconta ce qui suit. Il vit ce petit jeune homme le 28 d'Août : quoique d'une frêle constitution, sensible de caractère, et d'une fibre délicate, qu'annonçait un beau coloris, il jugea qu'il se portait bien, et vraiment depuis un an il était devenu robuste; ce qui me constait, en ayant dirigé la santé pendant long-temps : une toux gutturale, beaucoup de viscosité à l'arrière-bouche le gênait : on lui dit que feu le docteur et professeur en médecine Van Leempoel lui donnait en pareil cas le kermès min., mais l'acide prédominait, et il préféra de lui passer quelques doses d'un grain d'ipecacuanha avec du sucre.

Il ne le revit que le 31. Il vomissait des matières aigres, la tête était lourde et le pouls agité : il le soumit à la diète et lui ordonna la magnésie, l'infusion de fleurs de sureau et de guimauve pour boisson.

On le manda le premier Septembre de grand matin; une colique violente avait tourmenté le malade toute la nuit, ayant lâché quelques selles séreuses. Il était au lit, trempé de sueur; le visage défait, les lèvres et la langue sèches : celle-ci plus rouge que sale : la respiration un peu gênée, l'estomac se soulevait souvent; il se plaignait de soif et de douleurs dans le ventre, sur-tout des plus vives vers l'hypocondre droit : les urines rouges sans sédiment, le pouls fébrile, mais mol, une chaleur sensible occupait tout le corps.

Il jugea, d'après tels signes, que la transpiration refluée dans l'intérieur était l'origine de toute cette tragédie, et d'autant plus qu'une pareille constitution morbifique régnait en ville : la rappeler fut son indication ; donc même régime; il y joignit une mixt. d'eau et de sirop de sureau, d'oximel et de deux drag. de sel polyc. ; il fit appliquer des herbes émollientes en guise de fomentation sur les parties souffrantes, et injecter des lavemens analogues.

Pendant la journée les symptômes s'accrurent tellement que le 2, après une cruelle nuit, la respiration était plus gênée, la fièvre augmentée et le derrière constipé : il fit réitérer les lavemens et ajouta des fomentations aux pieds.

Le 3, il parut se mieux porter : deux onces de manne, dissoutes dans le mélange cité, lui procurèrent deux selles.

Le 4 et le 5, même situation, même marche; le soir, nouvelle alarme, il fut pris d'un délire obscur. Le 6, il se trouva tout en sueur, la respiration était difficile, la douleur constante à l'hypocondre droit; les urines crues et ne correspondant point à l'orgasme, qu'annonçait le pouls; vers le soir tout allait de mal en pis : il opina pour les vésicatoires; mais les parens et les entourans inquiets, et se confiant plus aux évacuations, comme c'est l'ordinaire, coururent aux avis. On me rencontre, on me demande, j'arrive à l'heure susdite, je trouve le petit malade dans une position (*decubitus*) des plus alarmante, qui frappe toujours le premier coup-d'œil de l'observateur.

Il était couché sur le dos, penché du côté droit, le tronc affaissé, les jambes relevées, les épaules haussées, la tête en avant et entrelacée de ses bras : la respiration étouffante : l'hypocondre droit enflé, formant ballon à chaque inspiration : le pouls faible et des plus fréquent; les urines crues et abondantes, les selles libres, la soif passable, l'esprit présent, souffrant peu et noyé dans sa sueur.

Je n'hésitai point à l'aspect de ce tableau, de déclarer à mon confrère, *que, si un dépôt quelconque n'existait pas, du moins la stase considérable, que démontrait le gonflement de l'hypocondre droit, menaçait d'abcéder ou de passer en gangrène.*

Je ne pus qu'applaudir au traitement, et appuyer la même indication, savoir de tenter la résolution de l'engorgement des susdites parties, s'il y avoit encore lieu; de diminuer les résistances en cas de collection et d'en faciliter l'issue, en calmant l'irritation; principe des plus vrai dans un état de douleur et d'éréthisme, et trop négligé pour le malheur de l'humanité; en un mot, tout purgatif fut condamné. Nous fîmes placer un vésicatoire à la nuque pour réveiller l'oscillation des solides et dériver les humeurs vers l'extérieur : le peu de forces vitales l'indiquait et défendait la saignée : on emmaillota tout le ventre d'une flanelle imbibée de vapeurs émollientes; on fit de même aux pieds; on répéta les lavemens, même régime et même boisson. Le remède fut deux drag. de sel seign. de l'eau de sureau et l'oximel.

Nous le vîmes le 7 à sept heures; il avait sommeillé; il était moins malade; mais les symptômes, quoique baissés, subsistaient en entier : nous n'ajoutâmes rien à notre première résolution, ce qui ne satisfaisait guères ceux qui mettaient leur confiance dans les évacuations; nous voulûmes éviter le murmure en demandant d'autres consultans.

Vers midi, MM. Caels, médecin, et Ropol, chirurgien, nous furent adjoints; après une longue discussion, on décida d'évacuer; le soir on nous exhiba sept selles fétides; le 8, douze autres, rangées par ordre de naissance, nous furent offertes comme autant de trophées d'une victoire remportée. On jetta l'appareil du ventre, on en méprisa jusqu'à l'idée; on laissa le régime émollient pour se rassasier du spectacle de la garde-robe, qu'on fréquenta deux fois le jour jusqu'au 14. Chaque représentation fournissait au moins six selles. On ne pouvait mieux plaire aux assistans qu'en s'occupant de cette scène avec attention.

Le 15, après un mûr examen touchant l'état du petit malade, on fut surpris que malgré toutes ces excrétions la fièvre continuait, que la respiration était toujours difficile, et que l'hypocondre droit très-élevé l'entraînait de ce côté, quoique couché sur le dos. On crut que ce gonflement provenait du relâchement des solides et des matières croupissantes dans le canal intestinal, la langue d'ailleurs était sale ; donc il fallait évacuer à nouveaux frais ; et celui-là passait pour ridicule, qui n'attendait pas la guérison par l'abondance des purgations.

Le 16, on discuta tous les points ; on convint d'appliquer les sangsues aux vaisseaux hémorroïdaux, d'où découlèrent six onces de sang, sans le moindre succès.

Le 17, la consultation fut augmentée par la présence de M. Hemelbauwer : on agita la question avec chaleur ; le dépôt devenait plus visible ; mais les selles fixèrent toujours la confiance et l'espoir. Le 18, on réappliqua les fomentations ; on suivit le malade jusqu'au 21, jour de sa mort.

Le cadavre fut ouvert le 22 ; on y trouva la concavité du lobe droit du foie abcédée ; le poumon du même côté détruit, et l'une et l'autre cavité remplie d'une matière purulente : le foie était en partie adhérant aux parois internes de l'abdomen.

XIV.

XIVme. OBSERVATION.

Le fils de M. Berlang., propriétaire-cultivateur à Aspelaer, pays d'Alost, âgé d'onze ans, d'un assez bon tempérament, ayant la peau blanche et fine, d'un coloris vif, se portant bien, part de son école, distante d'une lieue, et arrive tout en sueur à la maison paternelle par un temps froid et humide, vers midi, le 6 Novembre 1787.

Il va et vient pendant le reste de la journée; le soir il frissonne, tousse et se plaint de lassitude et d'un grand mal de ventre : on le met au lit; il passe une mauvaise nuit. Le 7 le matin il vomit; la colique augmente : le médecin Dewever son oncle, étant à portée, le visite, lui reconnaît de la fièvre, soupçonne des saburres dans les premières voies et le purge, mais sans succès.

Je fus demandé le 8 pour le voir; j'arrive de Ninove à midi : le petit malade souffrait violemment parmi tout le ventre; il vomissait de temps à autre, la respiration était gênée, la fièvre continuait, la chaleur passable et la peau sèche, le pouls mol et fréquent, la soif ne le pressait pas, les urines lympides, point de selles et peu de repos; voilà à-peu-près les symptômes que j'observai.

Je me fis d'abord rendre compte du passé, et les causes m'étant connues, je ne tardai point à me persuader que le petit homme s'étant laissé refroidir en plein air, la sueur excitée par la marche se supprima et refoula vers les viscères du bas-ventre, et y établit le point d'irritation où se fixa le catarre qui constituait son état maladif et douloureux.

Je jugeai que rappeler la transpiration insensible était l'indication urgente, et calmer l'orage par un traitement émollient, sans abattre les forces requises au retour de la sueur, était le vrai moyen curatif. Je le soumis à la diète, et à tenir une chambre tempérée; je parlai de le mettre aux bains, mais on s'y refusa : j'y substituai les fomentations, qu'on appliqua sur les parties souffrantes : on lui passa de temps en temps des lavemens d'eau de son : je prescrivis un julep d'eau et de sirop de sureau, oximel etc., à prendre par cuillerée de deux en deux heures, et dans les intervalles une tasse d'émulsion faite avec les quatre semences froides; j'indiquai une once de diacode en trois doses comme parégorique du soir. L'eau d'orge et le petit-lait tièdes furent sa boisson. On fixa l'heure à consulter le lendemain.

Le 9, le traitant susdit s'y trouva, ainsi que le médecin Delarbre, praticien consommé, résidant à Ideghem : le malade était dans l'état tel que je l'ai dépeint plus haut : les douleurs l'avoient empêché de dormir la nuit dernière. Après une longue et mûre délibération sur tout ce qui concernait l'enfant chéri, nous décidâmes unanimement qu'un flux catarrale occupait le bas-ventre avec fièvre continue, et que le traitement devait être émollient; mais que les forces restantes ne permettaient point la saignée, et que l'état d'irritation défendait tout remède actif interne, nommément purgatif, jusqu'à ce qu'une coction visible l'eût indiqué et que les circonstances en commandassent l'usage : persistant dans le régime prescrit et la cure ci-dessus énoncée. Nous le fîmes plonger dans un bain d'eau tiède pendant une heure en notre présence, ce qui le soulagea beaucoup : on le mit au lit enveloppé d'une pièce de laine imbibée de vapeurs d'infusion de fleurs de sureau et de cammomille romaine. Il eut du calme et du repos : nous enjoignîmes qu'on répétât alternativement cette méthode, sinon que le sommeil le prît.

Nous nous rassemblâmes le 10 : il était au même point; il buvait force petit-lait; il aimait le bain comme appaisant le mieux ses douleurs; le père l'y tenait quelquefois pendant des heures entières, endormi la plupart du temps. Nous le vîmes deux fois chaque jour sans y remarquer beaucoup de changement; nous le conduisîmes par cette marche simple sans qu'on murmura, quoiqu'il fût souvent en danger, tellement le ventre était enflé, tendu et douloureux; enfin la nuit du 15 au 16. Il lâcha tout à coup par le fondement une grande quantité de matière purulente, dont nous secondâmes l'écoulement par la même méthode modérée selon convenance.

Le dépôt se dégorgea insensiblement; on voyait le bas-ventre s'affaisser à chaque évacuation que la nature opérait sans douleur : aussi tenions-nous pour sacré de ne pas la troubler par le moindre purgatif. On répéta les lavemens et les fomentations ; il continua le petit-lait et l'eau d'orge ; il prit des crêmes de riz et de pain, des compottes de fruits : les mucilages de saleb et de gomme arabique furent les médicamens dont il fit constamment usage. La fièvre le quitta et le sommeil devint naturel. Le 8 Décembre la maladie cessa sous tous les rapports : on a supputé qu'il rendit au moins six pots de pus louable. Nous le mîmes par précaution au lait de chèvre pendant quelques mois : c'est aujourd'hui le jeune homme le plus robuste du canton.

XVme. OBSERVATION.

Le fils du brasseur Dec., à Ninove, âgé de six ans, était à la mort en 1777, ensuite d'un cas pareil au précédent : je proposai de le mettre au bain pour dernière ressource : les assistans tremblent à raison de sa foiblesse extrême : la bonne mère cependant se rend à mes instances : on soutint le petit plongé dans la cuvelle jusqu'aux aisselles : je ne quittois pas le pouls ; on le croyait moribond. Au bout d'une demi-heure il gesticula et rendit par le bas une abondance de matière purulente, et fut rappelé à la vie par un moyen aussi simple que naturel. Il jouit depuis d'une santé parfaite.

www.ingramcontent.com/pod-product-compliance
Ingram Content Group UK Ltd.
Pitfield, Milton Keynes, MK11 3LW, UK
UKHW021116260726
13994UKWH00002B/904

9 782329 366081